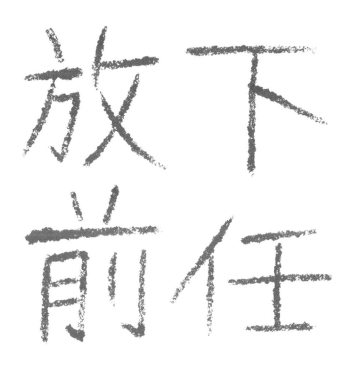

放下前任

[美] 科特尼·索德林德·沃伦 著　　唐旻 译

CTS K 湖南科学技术出版社

国家一级出版社　全国百佳图书出版单位

· 长沙 ·

图书在版编目（CIP）数据

放下前任 /（美）科特尼·索德林德·沃伦著；唐旻译 . — 长沙：湖南科学技术出版社 , 2024. 12. — ISBN 978-7-5710-3045-2

Ⅰ . R749.055

中国国家版本馆 CIP 数据核字第 2024QW6029 号

著作权合同登记号：18-2024-093

FANGXIA QIANREN

放下前任

著　　者：[美] 科特尼·索德林德·沃伦

译　　者：唐　旻

出 版 人：潘晓山　　　　　　　　　责任编辑：谷雨芹　谢俊木子

出版发行：湖南科学技术出版社

社　　址：长沙市芙蓉中路一段 416 号泊富国际金融中心

印　　刷：长沙市雅高彩印有限公司（印装质量问题请直接与本厂联系）

厂　　址：长沙市开福区中青路 1225 号

邮　　编：410153

版　　次：2024 年 12 月第 1 版　　　　印　　次：2024 年 12 月第 1 次印刷

开　　本：710 mm×1000 mm　1/16　　印　　张：12

字　　数：166 千字

书　　号：ISBN 978-7-5710-3045-2

定　　价：59.80 元

（版权所有·翻印必究）

前言

　　我认识科特尼·沃伦（Cortney Warren）博士已经有 20 多年了。尽管在我们最初是师徒关系的前 5 年里，她还只是科特尼——一个聪明、热情、理想主义的学生，她渴望知识，渴望改善世界。我很高兴地告诉大家，在获得博士学位 16 年后，沃伦博士不仅保留了作为得克萨斯农工大学的学生科特尼时所有的热情和青春活力，还通过辛勤工作和鼓舞人心的远见卓识获得了惊人的智慧。沃伦博士无疑为改善他人生活作出了巨大的贡献，包括她自己的学生和门生、委托人以及社交媒体的粉丝。

　　《放下前任》是一本通俗易懂、便于阅读的情感指南，它帮助治疗师和委托人遵循循证路径，实现情感和关系自由。书中，沃伦博士从自己和委托人的亲身经历中挖掘出来的私密的个人故事，并以此举例来说明观点，更重要的是，她将适应良好和适应不良的浪漫爱情的普遍性进行正常化和人性化。成熟的爱情融合并平衡了需求、付出、陪伴和浪漫，不成熟的爱情则以占有、权力、失望和变态为特征，因而陷于不成熟的爱情中的人狂热地坚信爱情是盲目的、无法控制的。沃伦博士将专业知识转化为通俗易懂的语言，告诉我们浪漫的爱情可能会成为一种枷锁，几乎限制一个人生活的方方面面，反复引发"无法控制"的行为，带来痛苦和折磨。通过她无懈可击的文笔，我们了解到，当我们"爱"的对象没有给予回应或遥不可及时，不成熟的、适应不良的爱情就会让人格外虚弱和忧伤。

不需要花什么力气你就会欣赏上她的方法。对我这个研究药物和食物成瘾几十年了的人来说，疯狂地坠入爱河和对药物上瘾之间的相似之处是显而易见的。例如，对尼古丁上瘾的吸烟者在早上起床后不久就会点燃第一支烟，并持续抽上一整天；而对爱情上瘾的人在早上起床后可能就会想着他们爱上的人，并很有可能一整天都想着他们。吸烟者可能意识到自己吸烟成瘾，也可能意识不到，但他们一定会注意到自己对香烟的渴望，以及在香烟用完或不被允许吸烟时随之而来的沮丧。同样，陷于不被认可、无法实现的亲密关系中的人会渴望爱人的陪伴，尤其是当他们的目标无法实现时，他们会或诋毁他们的对象，或因为无法得到自己想要的东西而感到悲伤和沮丧。

最终，但愿吸烟成瘾者能认识到吸烟有害健康，并意识到戒烟的必要性，永不复吸。同样地，陷入畸形亲密关系的人最好也能意识到自己已陷入困境，必须从情感的束缚中解脱出来——说起来容易做起来难！众所周知，戒烟者平均要进行近10次认真的戒烟尝试，才能成功戒烟。这毫不意外，在没有正规/专业帮助的情况下尝试戒烟的吸烟者，戒烟的成功率极低。相反，吸烟者如果寻求正规帮助，尤其是包含CBT（Cognitive Behavioral Therapy，认知行为疗法）技能的帮助，戒烟成功的概率会成倍增加。

我们可以想象，如果没有正规的帮助，沉迷于爱情的人将很难理解他们那令人沮丧和具有破坏性的执念背后的动态机制。我还记得我实习期的第一位委托人，当时我还是临床心理学专业一年级的学生。我的委托人是一位聪明的工科专业的大四学生，彼时刚被他的初恋情人拒绝求婚。求婚时在他的拇指和食指之间夹着一颗巨大的钻石，他跪在镇上唯一一家法国餐厅里。不幸的是，对我来说，尤其是对我的委托人来说，《放下前任》这本书的问世晚了大约35年。幸运的是，对于当下的委托人和治疗师来说，这本书将帮助他们去理解和认识到——通过真实的故事和CBT治疗的科学原理——人们是如何，以及为什么会陷入爱瘾并深受其害。此外，沃伦博士还描绘了一条行之有效的、能让人重新获得自主和自由的路线——这是人们找到真正的、成熟的、适应良好的浪漫爱情的最佳道路。

——安东尼奥·塞佩达–贝尼托，博士
（Antonio Cepeda–Benito, PhD）[1]
佛蒙特大学心理科学系

---

① 安东尼奥·塞佩达–贝尼托博士，发表了大量文章，获得了多个奖项，他的研究将行为神经科学和临床心理学联系起来，从跨文化的角度研究吸毒成瘾和饮食失调问题，获得了美国国家药物滥用研究所、得克萨斯州卫生部和西班牙科技部的资助。2009年，他被美国《西班牙态商业杂志》（*Hispanic Business Magazine*）评为"最具影响力的100位西班牙裔人士"之一。

目录

引言 放下前任之路

福兮祸所伏，祸兮福所倚。——老子

和你们一样，我也曾在如何放下前任的泥沼里挣扎，我是说，真正的挣扎。在那段时间里，我内心的挣扎绝不亚于最初坠入爱河之时。我和前任的故事开始于大学的第一个星期，从目睹他穿过宿舍门前草坪的那一刻起，我就已被他深深吸引。他帅气又健壮，但这还不是我被吸引的原因——当他经过我，向我轻轻一瞥的同时绽放了一个带着酒窝的微笑，就在那电光石火的一刹那，我仿佛被一种难以言说的感觉击中。因为宿舍在同一层，我们几乎每天都会碰面，当我们在走廊擦身而过，我只会怯怯地微笑，却因为见面的喜悦面红耳赤。后来我们渐渐开始说上话，再后来发展为一起课后学习，我越发想要陪在他身边，这是我第一次感觉对另一个人如此着迷，因他在旁我感到自己真切地活着。很快，我们确认了情侣关系，我也疯狂地坠入了爱河。

问题出在，我完全没有做好准备就爱上了他，导致当时的我以看不到也理解不了的方式，给自己背上了如山重负，也给我们的关系带来了负担。在一起两年后，他先是说想要一段不那么认真的关系，不久之后便提出了分手，那让我心碎一地。一开始我甚至不敢相信他会提出分手，我们曾经共度良宵、分享私密并且计划将来，怎么会变成这样？恐慌席卷而来，我绞尽脑汁寻求答案，绝望驱使着我，我试图修复我们之间的裂痕，只求复合。当时的我一心想要再见到他，和他说说话，再触碰到他，去了解一切出错的原委，我试图通过那些亲密行为来缓解痛苦，而当我发现分手已经无法挽回之时，我的情绪崩溃了。当我在校园里再次撞见他，我想起我们还在一起时他曾许下的山盟海誓，最开始的恐慌转变成了愤怒。而当我夜里独自一人待在房间，我又会焦虑地期待他的来电，看着我们过去的信件，在脑海里重温我们的对话。随后的很多年，我仿佛坐上了一列永不停驶的云霄飞车，任由支离破碎的浪漫残影占据内心。直到我们分手多年之后的某一天，我才意识到如果我想要再次拥抱生活，必须先摆脱前任的阴影。

如果你正打算阅读这本书，你大概对失去亲密伴侣时撕心裂肺的痛苦再熟悉不过了，而我想告诉你的是，你不是孤身一人在战斗。在生命中的某个时刻，我们几乎每个人都经历过痛苦不堪的分手，它绝对颠覆了我们的世界。它可能是如此地无所不在，以至于让你觉得对前任上瘾了 [博比（Bobby），2015；科斯塔（Costa）等人，2019；皮尔（Peele）和布罗德斯基（Brodsky），1975]。你绝望地想要复合、想要寻求解释，一门心思扑在前任身上，仿佛离开了他你就活不下去，仿佛失去了他你的生命就会失去全部意义，仿佛你独自一个人就不再拥有人生目标和价值。你可能同我一样，在跌入谷底之后顿悟，意识到自己不能再如此生活下去了。如果以上情况你能对号入座，那么我们就此开始疗愈之旅吧，让我们首先从了解什么是爱情上瘾症（Love Addiction）开始。

什么是爱情上瘾症？

当你想到爱情时，你大概不会意识到它具有成瘾性。你可能听说过酒精成瘾、工作狂、购物狂、巧克力成瘾这些词，它们用来形容那些对酒精、工作、购物，以及巧克力等特定食物有上瘾倾向的人。但若说到一种沉迷前任不能自拔的现象，或者说前任成瘾症（Exaholic），对人们来说可能是个新鲜词。然而最新研究推测，出于人类对爱意的基本需求，你的确可能会对另一个人上瘾 [费希尔（Fisher），2016]。

开创性的神经生物学研究表明恋爱本质上就是一种成瘾行为 [厄普（Earp）等人，2017；费希尔等人，2016；萨斯曼（Sussman），2010]。浪漫的爱情能激活我们大脑中与生存相关的一块原始功能区，即多巴胺能介导的奖励通路，或者叫作快乐中枢 [菲尔比（Filbey），2019；费希尔等人，2016]，当人们在进行能够增加我们物种生存概率的行为时，生理奖励机制会促进这一行为的积极感受。事实上，从进化以及生理学角度看来，为了保证后代的生存概率，人类不得不寻找伴侣、做爱、生儿育女，并与固定伴侣维持足够久的关系 [费希尔，2016；托博尔（Tobore），2020]。当你进入一段双向奔赴的关系时，对另一半感到依恋不仅不算个问题，反而令人愉悦无比！问题在于，当你进入一段不太健康的关系，或者对方不想挽回你的时候，爱情的成瘾性会使你陷入一系列痛苦症状的循环之中，伤害你的情感、身体、心理和精神健康。

尽管爱情上瘾症不是临床诊断的精神疾病，但是对诸如沉迷赌博、电游、色情片以及性等上瘾行为的研究已经持续了数十年之久 [格兰特（Grant）等人，2010；金（Kim）等人，2020；皮尔和布罗德斯基，1975；萨斯曼、利沙（Lisha）和格里菲斯（Griffiths），2011]。爱情上瘾症通常被定义为一种由于对现任或前任对象过分关注以至于严重损害个人身心健康的，适应不良的思维 – 感受 – 行为模式 [Thought–Feeling–Behavior Patterns。桑切斯（Sanches）和约翰（John），2019；萨斯曼，2010]。如果你曾经沉迷于前任，你应该很熟悉这些隐匿症状：前任成为你唯一的生命焦点，让你牺牲其他一切直至精力耗竭；你渴望与前任见面、交谈、接触，执着于分手的原因；你急切地想要复合，时刻思念着前任，于是不停查看手机生怕漏接前任来电，或者干脆开车跑到前任的住处，只为瞥一眼他们在做什么，然而最终只是雪上加霜。长此以往，你开始怀疑自己的道德观，困惑于如何得到身份认同，甚至动摇自己的基础价值观。沉迷于前任的心理状态使得人们极难放下前任，即便理智告诉你生活要继续。

这本书如何帮到你？

尽管如此，好消息是希望仍在，你不必如此生活下去，我在书里列举了一些有效技巧来帮助你疗愈分手之痛。基于现行的认知行为疗法，CBT疗法，我将教会你如何利用思维、感受以及行为去改善分手带来的不良感受 [J. S. 贝克（J. S. Beck），2021；托林（Tolin），2016]。简单地说，即你如何看待分手这件事会影响分手后的感受和行为，当你能够理解这种将你困住的无益的思考－感受－行为模式，你就能够学习着去打破它。这不仅能够让你更好受一些，也能帮你省去痛苦的精神消耗，重新创造充实的未来。过去数十年的研究数据来看，CBT疗法是一种相当有效的心理学治疗手段，它主要用于成瘾症和各种心理健康问题的治疗 [A. T. 贝克（A. T. Beck），1979；J. S. 贝克，2021；霍夫曼（Hofmann）等人，2012；托林，2016]。随着时间的推移，践行CBT疗法甚至可能重塑你的大脑、改变你的神经生物学反应模式 [菲尔比，2019；马伍德（Marwood）等人，2018]。

通过阅读这本书你将了解到：
- 为什么说爱会变成一种成瘾行为，以及它是如何变化的。
- 会导致前任成瘾症的分手有哪些基本症状，它们如何操控你的人生，以及制止它们的有效方法。
- 那些使你停滞不前的、常见的错误对待前任的方式，以及如何改正它们。

- 你在儿童期建立的关于爱的核心信念，可能会在成年后给你的亲密关系带来伤害——包括和前任的关系。
- 如何通过告别分手之殇，以及做出基于价值观的选择，去创建人生的下一阶段。

本书将分为三个部分来帮助你。首先接受前任成瘾症的症状，然后理解这些症状形成的原因，最终摆脱它们迈向光明未来。努力克服心理层面的痛苦对人们来说非常重要，所以我们的首要目标是终止那些最令人苦恼的症状。你可以将这本书的第一部分当作分手后康复的分诊阶段，就像你因为深度割伤赶到急诊室，医生首先要完成检查伤口、评估损伤程度和止血的这个阶段。总而言之，第一部分将揭示导致爱情上瘾症分手的可循迹象，帮助你评估自己的症状，并且教会你一些特定的 CBT 技能来终止那些令人痛苦的思维－感受－行为模式。

当你学会如何有效地缓解症状，接下来的目标是揭露导致你患上前任成瘾症的病因，就像初步止血之后，医生需要知道你受伤的时间、原因和整个过程。因此在这本书的第二部分，我们将探索这个问题：你对分手的想法是如何驱动你的成瘾症状的。你将学着去与那些损害你的亲密关系的不真实且无益的想法做斗争，包括对你自己、你的前任以及爱情本身的想法。如果你学会这么去做，你将收获一个更准确、更有助自我提升的观察视角，关于你的浪漫生活，也关于这次分手和你自己。

最后，我们将共同探索你对自己未来的期望。伤口愈合之后仍会留下伤痕，前任和过去留下的痕迹也无法轻易抹除，但你可以学会用不同的眼光看待伤害和它带来的影响。在这本书的第三部分，我们将分手视作一场在悲痛中前行的修行，在这个过程中你将重拾自我、与自身重修于好，而宽恕就是协助你完成修行的法宝。你将重新确认自己的核心价值观，并且用它来指引前进的方向——甚至在你决定重新开始约会时，你也能寻求它的帮助。最后的最后，我们将评估你改善的程度，并帮你做好准备，当你步入人生新篇章，你可以有能力击退一切可能复发的顽固性症状。

　　这个疗程——涵盖从即时缓解症状到深刻自我探索，再到创造更有意义的未来的过程——要求你持续遵循以下三个基本步骤：认知（Awareness）、评估（Assessment）和行动（Action）。为了从分手伤害中康复，首先你必须诚实地进行自我认知，并意识到你的异常症状。这意味着学会注意到你自己的异常行为，让生活暂停一下，去坦诚地接受它们。接下来，你必须评估你在当下和过往的经验如何成为痛苦来源——即去理解你的本能反应、思维模式、信仰以及行为举止等是如何让你在无意识中愈发深陷泥沼。最后，你必须采取行动、做出改变。尽管攻克爱情上瘾症的关键在于搞清楚症状，但为了打破困住你的思维－感受－行为模式，你还需要作出改变。于是，对自我经验的认知、对自身行为的评价以及为了改变而进行的自主行动，三者一起组成了治疗疗程，这个疗程最终将治愈你的痛苦，并激励你切实地向前迈进。

开创光明的未来

　　爱上一个人是会让人变得尤其脆弱，并且其本身就是极其复杂的一种经历。我们如此疯狂地陷入爱河，以至于在分手后陷入一种具有破坏性的上瘾症状循环之中，难以自拔。当你阅读了这本书，你会发现，在书里我鼓励你不要对自己、前任或是你的过去进行批判或者苛责。这个疗程不是为了滋长怨恨、愤懑或者让你困于过去的痛苦中，反而是一次观察人生和个人成长之旅。不如将它视作一次自我反省之旅，你将能够更加全面地观察你和前任的关系是如何形成，以及为什么你们的关系会变成这样。尽管失恋会让你痛苦不堪，但你能够将它转化为人生中最积极的一次浴火重生般的体验［康斯基（Kansky）和艾伦（Allen），2018］。

　　我理解你此时此刻可能感到非常痛苦，你可能在挣扎着度过每一天，甚至是每一分钟。这种痛苦的体验看似带不来什么好处，但我要告诉你的是并非如此：生活总是否极泰来，因为痛苦往往预示着治疗将出现转机。当你感到糟糕透顶，再也忍受不了如此生活下去时，才更有可能去进化和成长 [基鲁亚克（Kirouac）和维基维茨（Witkiewitz），2017；乌克尔斯塔姆（Uckelstam）等人，2019]。但是千万别误会，放下前任可并不简单，它需要你日常不断地练习以及着重刻意地努力。当发现前任不再是你世界的中心时，你将成为一个更强大、更真实的你——你将知道你的心之所向，并认识到你的个人价值。无论是否拥有亲密伴侣，你都能坚韧且专注地过上充实的生活。这样说可能有点奇怪，但是忘掉前任这件事和前任本身关系并不大，它的关键在于如何了解和改造你自己，而我就是来帮助你实现这件事的。那么让我们开始吧。

第一部分

当失去爱人让你痛不欲生

第1章

感觉对前任上瘾了

* 我男朋友和我分手已经两周了，我还处在完全震惊的情绪中——我没想到事情会变成这样。我们在一起的9个月，足以让我认为这是一段认真的关系，而分手后的现在我变得一团糟。我无法停止思念他，只想和他谈谈，了解到底发生了什么，然后回到从前。我吃不下也睡不着，一直在哭，感觉自己得了失心疯。

* 18岁那年，我遇到了一生所爱，如今20年过去了，我仍然无法忘记她。我娶了另一个女人，共同养育了两个孩子，但仍然每天思念着我的前任。我因为对前任持有不同于对妻子的感情而感到愧疚，有时我甚至会偷偷翻阅前任的网络相册，看看她最近在做什么，我不知道怎么能放下她。

* 自从和男朋友分手后，我一直生活在自己的心牢之中。尽管我们已经3个多月没联系，我还是会不停看手机，希望看到他的来电突然出现，就好像对他着了魔一般。我觉得自己很可悲，我需要帮助，需要放下前任。

这些描述听起来熟悉吗？在你描述前任的时候，是否有些一模一样的话也曾脱口而出？如果是的话，我首先保证你并不孤单，我经历过那些，全世界数百万人也都经历过那些。失恋影响着不同年龄、种族、民族、性别、文化、性取向和宗教信仰的人，因为我们人类被爱所驱使（费希尔，2016；费希尔等人，2016）。如果你有幸拥有过坠入爱河的幸福，你就知道幸福有时已经自带标价：一旦分手，它会让你陷入心痛、失落和绝望的恶性循环。

事实上，坠入爱河这个过程如此自然，它看起来和感觉上都像是你对伴侣上瘾了 [厄普（Earp）等人，2017；雷诺（Reynaud）等人，2010；萨斯曼，2010]。你遇到了那个特别的人，并为之着迷。当他靠近你时，一股来自生理、性和情感的吸引力涌上心头，于是你想一直待在他的身边，因为当你们在一起时，你会感觉妙不可言。就好像怎么样都看不够似的！即使你们不在一起，你也会想着他、谈论他，幻想下一次和他的见面。你的世界开始围绕着你的爱人旋转，仿佛他就是银河系的太阳。

然后，你们分手了。也许是曾经的火花已经熄灭或完全消失；也许是你们发生了戏剧性的争吵，造成了不可调和的裂痕；也许是你们中的一个想要孩子，而另一个不想要；也许是你的前任出轨了，而你无法原谅他；也许是你们的文化背景差异太大，无法修成正果；也许是你的前任并不像你爱他那样爱你。也许你们只是渐渐疏远了，又或者，你根本不知道发生了什么，突然有一天，你的爱人莫名其妙地离开了你，没有任何解释。无论分手的原因如何，当亲朋好友问起你的近况时，失落、悲惨、伤心欲绝等词语将浮现在你的脑海，因为这个曾经占据你心灵的人已经离你而去，没有了他，你不知道该如何继续前行。

尽管你现在可能感觉很痛苦，但你的这些症状并不意味着你出现了问题，而是你失去了深爱之人所致。在这一章节里，我们将探讨对爱情上瘾后分手的主要症状、这些症状出现的原因以及它们可能对你生活造成的负面影响。放下前任从而治愈伤痛的第一步，是去真切地感受你自己的经历。

虽然这听起来很老套，但知识就是力量：你越是了解自己在经历什么，你就越有能力去改变它。因此，我们将通过探索前任成瘾症在分手后的主要症状来开始你的疗愈之旅。

前任成瘾症在分手后的症状

一次爱情上瘾后分手的经历会让人伤心欲绝，迷失方向，前任陪伴在旁的快乐被剥夺，生活在你眼前崩溃，你会进入一种可怕的戒断反应状态中（博比，2015；费希尔等人，2016）。为了让自己感觉好一些，你会把注意力集中在你认定的痛苦根源上：你的前任。你强烈渴望再次与他亲近，这种渴望吞噬了你，并促使你出现前任成瘾症分手后的典型性症状：强迫性思维、渴望联系、情绪困扰和有害行为。让我们对这些症状逐一详细探讨。

在前任成瘾症分手（Exaholic Breakup）期间，你很可能会对前任产生侵入性和强迫性思维 [菲尔德（Field），2017；佩里卢（Perilloux）和巴斯（Buss），2008]，你可能会几乎无时无刻不陷入对前任的反思、分析和幻想的思维模式之中。从回忆你们共同度过的甜蜜时光，到重温激烈的争吵，再到排练你现在最想对他说的话，你的大脑疯狂幻想着他现在的生活——他在哪里，他在和谁约会，他是否还想着你。这些幻想源源不绝地占据了你的精神空间，从早上醒来一直轰炸到晚上入睡，你拼命想关掉大脑，不再去想他，但无论怎么努力都做不到。

这些不被需要的想法往往伴随着与前任产生联系的强烈渴望（科斯塔等人，2019；雷诺等人，2010），好像你在被磁力拉回到他的身边。你迫切地想见到他，想在他身边，想和他说话，想对他大喊大叫，想拥抱他，想惩罚他，或是想知道他现在在做什么。你的整个人都渴望再次亲近他，因为你感觉如果你们能和好如初，公正地审视这段关系，或者更全面地了解出了什么问题，你就能弥补一切，痛苦将烟消云散。

好像强迫性思维和对爱的渴望还不够似的，情绪低落和反应迟钝还一起来折磨你 [巴鲁特库（Barutcu）和艾丁（Aydin），2013；菲尔德等人，2011]。在你与分手的残酷现实做着搏斗时，你可能会被一系列令人深感不安的情绪所征服——从深深的受伤感，到悲伤、焦虑、愤怒、沮丧、困惑、内疚，甚至是恐惧。这些强烈的情感往往不稳定，会随着你一天内的不同境遇而迅速变化 [斯塔克（Starcke）等人，2018]。打个比方，当你得知前任的一些新情况时，你可能先是感到好奇，随后怒火中烧，最终却陷入深深的悲伤。这种情绪的变化会让你感到情绪化和失控，感觉自己变成了情绪的俘虏。

最终，随着你的思念、渴望持续发酵，以及情感体验变得糟糕，你也更加可能做出带有强迫性和冲动性的有害行为——要么是为了拉近与前任的距离，要么是为了分散对痛苦的关注 [巴赫沙尼（Bakhshani），2014；菲尔德，2017；路易杰斯（Luigjes）等人，2019]。为了拉近与前任的距离，你可能会开车经过他的住所，出现在他最喜欢去的地方，在社交媒体上寻找他新生活的细节，或者反复给他发短信。最糟糕的时候，你甚至表现得像个跟踪狂，偷偷地追踪着前任的行踪 [福克斯（Fox）和德永（Tokunaga），2015；罗伯茨（Roberts），2002]。任何一点有关前任的小道消息都会让你感觉好受些——即便它最终让你心碎——比如看到前任与新欢的合影。当你感觉无法接近前任时，你可能会试图通过使用在线约会网站或者性爱来转移注意力。你甚至会做出一些自我毁灭的行为，哪怕它们最终只会让你深受其害，例如过度吸烟、酗酒、吸毒、滥赌、暴饮暴食、自残 [萨拉特（Zarate）等人，2022]。

以上这些极其令人不悦的症状一起，让你感觉失去了对自己和生活的控制（博比，2015；菲尔德，2017）。你可能不再关注自己的基本需求，比如好好吃饭、见见朋友以及有效率地完成工作。你的自尊心备受打击，你质疑自己，质疑自己作为亲密关系对象的可取性——尤其在你的前任拒绝了你、离开了你或欺骗了你的情况下。你甚至可能都认不出自己了，因为你感到如此软弱和迷失。最终，这些症状让你几乎无法享受生活。

你是否也有过以上这些症状？你是否也发现自己总是痴痴地想着你的前任？是否也有强烈的冲动想联系他或问他现在在做什么？是否也感到情绪失控和反应迟钝？是否也冲动或强迫行事，最终伤害到自己？是否也感到迷茫和无能为力？当你回想着自己的经历时，来看看另一个前任成瘾症患者的分手是什么样的，这会对你有所帮助。那么让我们来看看玛利亚的故事吧。

当玛利亚穿着破旧的运动裤、扎着凌乱的马尾辫走进我的办公室时，我明显感到她非常沮丧。当她向我讲述她最近与爱人约翰分手的故事时，眼神里充满了惆怅。她从他们的第一次见面开始叙述，一直说到她走进我的办公室为止，爱情上瘾症痛苦的典型症状在这期间不断出现。她的故事是这样的：

> 我和约翰相识于一个在线交友网站。一开始他会给我发一些古怪、有趣的小评论，逗得我哈哈大笑。于是在认识几周后，我们带着狗在公园里见了面，当时他穿着格子衬衫和短裤，看起来非常可爱。熟悉之后，我发现他人很好、很容易相处，他似乎知道说什么话会让我觉得自己与众不同。我们越是相处，我越是喜欢他，甚至我们的狗狗也互相喜欢！我喜欢和他在一起的感觉，多年来，我一直在努力寻找自己的另一半，我感到约翰就是我的梦中情人。那时我是多么幸福啊！

> 然而接下来一切都崩溃了。我来自一个拉丁裔大家庭，一直想要自己的孩子，于是在交往大约 6 个月后，我鼓起勇气告诉约翰，我想认真对待这段感情、我想和他搬到一起住，开始创造我们的未来。约翰深情地望着我，说他爱我，但他还不想安定下来。那一刻我意识到他并不想要一段稳定的关系，一时间竟无语凝噎。当晚我们就分手了，从此我的生活成了一团糟。

分手之后，我每时每刻都在想他。我一边生着他的气，但还是一边疯狂地思念着他。我会花好几个小时坐在床上，看我们以前发送的信息，看他的社交媒体账户，看他在做什么。有时我甚至会去看他交友网站的档案，看他何时更新了状态，看他是否在和新的异性约会，而我独自一人在忍受着悲惨和痛苦。

偶尔约翰会给我发短信，或者突然来访。这时我往往因为能得到他的消息而过于高兴，通常都会任由自己沉沦。但在我们发生关系后、他准备离开时，我就开始惊慌失措、恳求他和我复合，或者大骂他是个混蛋。然后这一切让我变得更加糟糕。我就像个废人，不吃不睡，隔绝了家人和朋友，也拒绝任何沟通。我感到整个人迷失又破碎，我问自己，他既然不想要我了，我为什么就不能放手呢？

在玛利亚的故事中，你是否看到了爱情上瘾症分手的典型症状呢？在深爱上约翰然后分手之后，玛利亚陷入了对约翰的迷恋，她无法停止对他的思念，渴望得到他的关注，她感到极度痛苦。于是玛利亚进行了一些最终让她感觉更糟的行为：比如，尽管已经分手，但她仍然继续与约翰发生性关系；比如，在网上浏览约翰最近的约会资料；等等。玛利亚的这些症状极大地影响了她的生活：她难以入睡，屏蔽爱护她的人，并开始怀疑自我价值。最后她陷入了爱情上瘾带来的心痛中，却不知该如何释怀。

你对玛利亚的故事有共鸣吗？让我们稍停片刻，一起来探讨你关于爱和失去的故事。

练习：说出你的故事

为了开始治疗，我希望你能从头开始讲述你的情感故事，从你遇见前任的那一天直到现在为止。因为讲故事本身就是治愈创伤的一种方法，它不仅能帮你从过去的经历中提取经验，并且让你以一种安全、保密的方式窥见自己情感经历的全貌［莱波雷（Lepore）和格林伯格（Greenberg），2002；普里莫（Primeau）、塞尔瓦蒂 - 塞伊布（Servaty-Seib）和埃纳森（Enersen），2013］。甚至我希望你能找一个日志本，专门用来记录书中的练习，用来保存包括这次讲述的故事在内的所有内容，因为你将用它来回顾和追踪你的进步。那么就以你的故事作为开头第一篇吧！

以玛利亚的故事为例，首先来描述一下你和前任的相遇相识。你们第一次接触有什么特别之处？你们当时在哪里？你们当时的感觉如何？然后描述你们的关系发展到现在的过程。多花些时间去回想那些最难忘的时刻，就像在和一位值得信赖的朋友或治疗师交谈一样地记录下来，不要有任何保留，因为除非你自己选择分享，没有人会读到你的故事。虽然承认你的恋情中不仅有幸福、亦有痛苦的一面可能会很困难，但能把这些令人心碎的细节从脑海中摘出来、写到纸上，往往是一种巨大的解脱。

写下这个故事后，来看看你具体描述的内容，你是否能从中看到爱情上瘾症的一些症状？也许你很明显地看出来自己在经历一次前任成瘾症分手，也许你还有一些不确定，无论如何都请记住，爱情上瘾症并不是一种临床诊断，所以你不需要给自己贴上标签。但尽管这么说，治疗这些成瘾症状的一部分关键就在于要意识到自己的症状，这样你才能对症状进行评估，然后做出改变。最能表明你正挣扎于前任成瘾症分手中的迹象，就是你对前任的执着达到伤害自己健康的程度。因此，为了真正拆解你的经历，我们需要去探讨这次分手对你生活质量的影响。

对前任上瘾是如何伤害你的?

正如在玛利亚的故事里看到的,亦正如你现在可能正经历的,这样一次前任成瘾症分手能招来各种毁灭性的、不间断的症状,这些症状将主宰你的生活。或者至少,你的前任和这次分手将占据你生活的中心,它们消耗掉你几乎所有的精力,你不得不付出牺牲其他一切的代价(桑切斯和约翰,2019;萨斯曼、利沙和格里菲斯,2011;萨拉特等人,2022)。考虑到你们已经分手的事实——可能都不是你主动选择的分手——这种占据和消耗本身就很残忍。

更可怕的是,前任成瘾症分手还带来了一些破坏性症状——侵入性思维、无端的渴望、抑郁性情绪、有害的行为等——这些症状很可能已经对你的身心健康和社会功能造成了严重破坏[菲尔德,2017;赖默尔(Reimer)和埃斯特拉达(Estrada),2021]。你可能会对过去热衷的事情失去兴趣,比如约见朋友、参加家庭聚会或维持爱好;你可能在工作或学习上举步维艰,因为你很难集中精力,甚至直接放弃;你的身体健康都可能会受影响,因为你吃不好、酗酒抽烟、性滥交、不打扫房间卫生、运动过多或根本不运动。你可能还会感到情绪的不稳定和不安(佩里卢和巴斯,2008)大部分时间里还可能会深陷抑郁、愤怒、怨恨或焦虑的情绪之中,正如我们之前讨论过的一样,你的情绪反应可能会比平时更大,感觉自己就像一颗定时炸弹,随时都有可能爆炸(斯塔克等人,2018)。同时,你的身体也可能会对失恋带来的压力做出反应:可能会睡不好觉、做生动而令人不安的梦、感到恶心或反胃、难以集中精力等,还有感到恐慌或无法停止哭泣(菲尔德,2017;菲尔德等人,2011;费希尔,2016)。

可能更加糟糕的是,这次分手让你感觉自己被暴露在外、变得脆弱不堪,仿佛失去了避风港,再也无法掌控自己的生活方向(佩里卢和巴斯,2008)。前任离开留下了空缺,你可能需要再去寻找自己的定位和目标,而你的自尊心也可能被打击,因为你要面对挥之不去的尴尬、内疚以及你对这段感情结束方式的遗憾。当我们处于巨大的痛苦中时，我们通常没法做最好的自己。因此，如果你撒谎、变得咄咄逼人或违背自己的道德价值观——就像我们中的许多人爱情上瘾后感到分手的痛苦时所做的那样——之后又可能对自己的行为感到羞愧难当。更不用说，如果你的前任曾以某种方式拒绝、羞辱或虐待你，你现在要处理的是这些经历对你自我认知造成的深刻的负面影响。

你是否注意到自己身上有上述这些症状？是否对过去觉得重要的事情失去了动力和兴趣？是否在工作或学习中表现不佳？是否不再关注自己的身心健康？是否感觉失去了自我？在你判断分手是如何对你的健康和生活功能造成了伤害时，对其症状进行更详细的评估会有所帮助，这样我们就可以努力去解决这些问题。

练习：测试自己是否有前任成瘾症

下面的"前任成瘾症评估问卷"将帮助你识别自己的症状，并评估它们对你生活造成的负面影响的程度。你可以在记录本中记下你的回答，也可以在本书的网站上免费下载这份评估问卷：http://www.newharbinger.com/50379。请仔细阅读问卷中的每一句话，并根据你上周的经历来回答，根据下面的打分标准，尽可能诚实地给每一个项目打分：

1= 完全不是我　　　　2= 和我大部分不一样

3= 和我部分一样　　　4= 和我大部分一样

5= 完全就是我

侵入性和强迫性思维

——我几乎每时每刻都在想着前任。

——不经意间，我的脑海里会出现前任的身影，然后就一直想着他／她。

——我会在脑海中重温过去与前任的经历，或者预演我现在想对他说的话。

——我想停止对前任的思念，但却做不到。

渴望接触

——我迫切地希望与前任联系（例如：与他们交谈或见面）。

——我有强烈的冲动与前任联系，即使我知道这将造成负面影响（例如：变成吵架）。

——我几乎做不到不与前任联系或探寻有关他／她的消息。

——当我与前任失去联系时，我感觉很糟糕。

情绪困扰和相关反应

——分手导致我的情绪极其低落。

——分手后，我很难感受到幸福或快乐。

——分手后，我变得更加喜怒无常和情绪化。

——我在感情上放不下前任。

有害的强迫性和冲动性行为

——我主动尝试与前任联系，或做一些事情来感觉与前任重新变得亲近（例如：给前任打电话、发短信，或翻看旧照片）。

——我主动尝试绕过前任了解他的近况（例如：通过社交媒体或共同的朋友）。

——我为了与前任重新变得亲近，而采取最终会伤害到自己的行为（例如：开车经过前任家，或与前任发生性关系）。

——我做出不健康的行为来分散自己对痛苦分手的注意力

（例如：酗酒、吸烟或暴饮暴食）。

对生活的影响

——我无法正常地生活，因为无法忘怀前任（例如：在工作中表现不佳，或无法照顾好自己的身体）。

——因为分手，我失去了做曾经喜欢的事情的动力（例如：见朋友或投入爱好中）。

——因为分手，我的自尊心受到了打击。

——我无法放下前任，导致我的生活变得难以掌控。

现在，将所有20个项目的得分相加，你的分数将在20分到100分之间，得分越高，表明你的前任成瘾症状越严重。既然你选择了这本书，我猜你的分数应该相当高——可以说在意料之中，那么我写的这本书就是为了帮助你改变这样的现状！当然，如果你的分数很低，你大概并没有陷入爱情上瘾中。

接下来，我们来找出你在哪些得分最高的项目和具体的症状、或大的方面（例如："渴望接触"或者"情绪困扰和相关反应"）得分最高，因为我们将要针对这些方面进行最积极的改变。如果你大部分项目都得分很高，也不要气馁——许多经历过失恋的人都会表现出非常严重的症状，尤其是在恢复的初期。保存好你的问卷答案，因为在本书的最后，你还会再进行复评，来看看你的变化有多大。我还想强调的是，通过讲述自己的故事和做这个评估问卷，你已经对自己的症状有了更多的了解，并且评估了症状的严重程度以及它们对你生活的影响。很快，你将采取行动来改变它们，所以说，你其实已经开始恢复了！

在这一刻，你可能会问自己：为什么是我？为什么我会对前任上瘾？你可能有一些朋友，他们从未经历过这样挣扎的分手；或者你曾经历过的分手并没有使你产生同样的感觉。尽管要回答这个问题异常复杂，但至少在一定程度上，它是因你的所思所想而成。那么，现在就让我们来深入探讨一下这个问题。

我为什么会对前任上瘾？

各种类型的成瘾行为来源于遗传、生物、心理和社会文化因素之间的复杂互动关系，而我们才刚刚开始理解和揭开其神秘面纱 [菲尔比，2019；夸库（Kwako）和科布（Koob），2017；美国国立药物滥用研究所，2019；美国国立药物滥用研究所，2020；萨拉特等人，2022]。举个例子，有些人喝酒或赌博不会上瘾，而有些人则会；同样地，有些人失恋不会出现前任成瘾症状，而有些人则会。即使对于我们中那些特别容易对爱情上瘾的人来说，也只有某些前任会导致成瘾症状的出现。在本书的第二部分，我们将花费大量时间来探讨一些重要的心理和社会文化因素，那些增加人们成瘾风险的因素——包括不良的童年经历如何导致失实的核心信念，以及对自己和他人的错误判断。现在，我想先列出导致你出现成瘾症状的生物学因素。

上瘾行为与大脑中一个非常原始的、与生存息息相关的区域受到刺激有关，这个区域通常被称为快乐中枢，或多巴胺能介导的奖励通路 [布卢姆（Blum）等人，2012，菲尔比，2019；科布和沃尔科夫（Volkow），2010]。当我们进行性生活、进食等生物学上的理想行为时，我们的身体会释放出令人感觉良好的化学物质和激素。这是因为，从进化的角度来看，这些行为增加了我们作为一个物种存活下去的可能性，因此你的身体会通过让你感觉无与伦比的美妙，从而刺激你一次又一次地做出这些行为（科布和沃尔科夫，2010）！

最新的神经生物学研究表明，恋爱也能刺激大脑的这一相同区域。当你体验浪漫的爱情同时，大量的神经递质和激素（包括多巴胺、5－羟色胺、催产素和一些压力激素）被释放或被抑制，使你感到兴奋并且专注于爱人[费希尔、阿伦（Aron）和布朗（Brown），2005；费希尔，2016；雷诺等人，2010]。本质上，你的爱人就像毒品：他们带来愉悦，并减轻痛苦；于是当你们分手时，失去爱人这件事会让你陷入一种非常痛苦的戒断反应。为了能让自己感觉好一些，你的身体、心灵和思想都不顾一切地专注于接近你的前任，因为与他在一起的感觉很美妙，而与他分离则感觉很糟糕。当你试图与前任重修旧好而未果时，你就会开始出现强迫性思维、渴望、情绪困扰等，并滋生去做一些有害行为的欲望。因此，从生物学角度来看，放下前任如此困难也在情理之中。更不用说，分手后你的整个生活方式都发生了改变，这难免让你一时间感到震惊和心碎！

你现在所感到的戏剧性心理转变让我想到一个非常重要的问题：你下了多大的决心来放下前任，并且离开他们继续生活？你的回答至关重要，因为你改变的决心的大小，将在很大程度上决定你从这次分手中恢复的速度的快慢[诺克罗斯（Norcross）、克雷夫斯（Krebs）和普罗查斯卡（Prochaska），2011]。所以，让我们现在为下决心来做准备吧。

改变的决心

为了从分手中痊愈，你需要通过练习本书中的技能，来下定决心放下前任。为什么这一点如此重要？正如我们将在下一章深入探讨的那样，继续前进要求你换用一种新的方式来应对那些症状。在本书的课程中，你将学会一系列技能，旨在帮你阻止那些让人无法自拔的思考－感受－行为模式。不过话说回来，如果你不主动与前任沟通，恢复起来会容易得多，因为与他们接触会让你的症状更加严重——这一点我们将在下一章详细探讨。

因此，如果你真的陷入了黑暗的绝望深渊，你可能会下定决心放下前任，因为你会为了感觉好一些而行动起来。通常来说，跌入谷底正是改变的动力（基鲁亚克和维基维茨，2017；诺克罗斯、克雷夫斯和普罗查斯卡，2011）。然而，如果你是刚刚分手，你可能还不想把前任抛诸脑后；或许你还没做好准备全心投入工作，没有前任的陪伴，你感觉无法恢复和前进；即使你已和前任分道扬镳，你还是可能对踏入没有他们存在的生活感到犹豫不决。

我为你设下的目标——希望也是你自己的目标——是让你克服对前任的迷恋。通过减少强迫性思维、渴望、情绪困扰和无益的行为，来让你踏进人生的下一个阶段——一个给你带来快乐、成就感和自我激励的阶段。通过使用书中教授的CBT技能，你可以主动阻止那些让你痛苦的有害症状，你可以学会放下前任，释怀分手的心碎之痛。当你这样做的时候，便可以回收那些花在痛苦上的精力，再投资到你的未来中——去成长、去探索、去尝试你人生的下一个阶段。因此，让我们为实践这些技能来做好准备，尤其是在你面临可能出现的坎坷之时。

练习：下定放手的决心

我希望你能写一份关于动机的声明书，来提醒自己为什么要做这一切的努力。可以从描述让你感到最痛苦的症状开始，回头看看"前任成瘾症评估问卷"，这可以帮助你去准确地描述自己的痛苦，然后列举出做出改变和不做改变相应的代价。例如，放下前任对你来说最困难的点在哪里？保持现状不变对你来说又难在哪里？最后，准确地写下你想要如何去改变，以及你对于放下前任的决心，同时写下一些对自己的积极肯定，以激励你继续前进。

为了帮助你开始，请看看玛利亚在她的记录中写下的动机声明书。

现在，我非常痛苦。我在"前任成瘾症评估问卷"上得了89分，这意味着我正面临严重的症状，这些症状对我的健康有害。我沉迷于想着约翰，渴望得到他的注意，变得情绪低落，最终做出让自己感觉更糟糕的事情。如果我要改变，就要接受我们已经分手的事实，在没有他的情况下继续前进。我需要停止和他联系、停止和他上床，我可能甚至需要离开社交媒体一段时间。这一切将会困难重重，但是如果我不做出改变，代价将是继续被困在这个地狱般的现实中。我会继续沉迷于他——被迷失和绝望占据——从而无法享受自己的人生。因此我决定应用书中的技能。我想要减少想着他的时间；我想要更好地认识自己；我想要把精力投入未来而不是沉溺于过去，借此夺回自己的力量；我想要组建家庭，而和约翰在一起是不可能实现的。因此，我主动下定决心放他离开，没有他也要继续前进。

写下一份贴合你实际情况的动机声明后，随时拿出来读一读，以提醒自己为什么要做这一切的努力，你甚至可以复印几份，贴在你经常看到的地方，例如衣柜门后面、浴室镜子上、钱包里、手机上或车里。在你感到最艰难的时候，读一读你写的声明，能帮你回到正确的轨道上。

向前迈进

为了从失恋中恢复过来，你首先要做一个重大的抉择：拿起这本书，放下前任，然后治愈自己。但这仅仅只是旅程的开始。每一天你都需要做一些不同的事情，来抵抗自己想回到旧有模式的冲动，因为改变你的其实不是一个大的抉择，最终帮助你获得自由的，是每天你为了治愈自己做出的成千上万个看似微不足道的选择所产生的复合效应。而开创人生的下一篇章、摆脱失恋的拖累，将从你在白纸上写下关于未来的第一个字开始。在不知不觉中，你将写下第一个词、第一句话，最终写下一整段话。在你练习书中的 CBT 技能，并以不同的方式来应对失恋时，这些选择将会有机地组合成你的下一阶段生活。这一路上你无疑会犯错，但这没关系！在你感到软弱的时候也不要放弃，因为随着时间的推移，你为提升自我做出的努力会成倍叠加。很快，你将亲自打造自己下一次的伟大冒险。

在下一章中，我们开始实践新生活的第一项任务：处理最棘手的症状。你将了解到前任成瘾循环（Exaholic Cycle），以及与前任接近的欲望是如何加剧你的心痛的。接着我们将练习一系列 CBT 技能，它们旨在打破这一循环，也帮助你感觉更好。

第 2 章

缓解最棘手的症状

＊ 这次分手最糟糕的一点是，我无法停止对前男友的思念。我已经 2 周没有他的消息了，但我真的每时每刻都在想着他，而我越思念他，就越想和他在一起。今天我甚至开车经过他家，只为了看看他的车在不在家。想想这是多么可悲啊？！我感觉自己就是个失败者。

＊ 每次见到她，我都会感觉自己好些了——即使我们吵架。至少我知道她在乎我，这让我感觉自己又活过来了。但她一离开，焦虑马上重新显现。我感到越来越恐慌，于是又回到原点，想要再见她。我好像陷入了无限轮回的折磨之中，我无法和她生活在一起，但我又不能没有她。

＊ 我知道，试图挽回前男友只会给我带来更多的心痛。理智上，我知道我们已经结束了，我们并不合适。但是，为什么我无法停止联系他？为什么我仍然抱有希望？为什么我那么在乎他？我现在甚至一点儿都不喜欢他！我不知道自己是怎么走到这一步的，也不知道该如何继续前进。

就像上面提到的这些前任成瘾者一样，你现在的内心世界可能专注于你的前任——正是这一点让你痛苦不堪。我想让你知道，我非常尊重那些勇于承认自己在某些事情上挣扎、并积极地采取措施去改变的人。这是作为一个人能做的最棒的事情了。当我们在生活中遇到困难的时候，我们要么被它们击垮，要么利用它们来理解自我、完成进化并向前迈进。很明显，你选择了后者，所以请为自己为从这次分手中恢复已做出的努力给予肯定。

既然你已经下定决心要放下前任、继续生活，那么接下来的首要任务就是缓解你的前任成瘾症状。你已经知道，当你们分手后，大脑原始区域的快乐中枢就会停止给你泵入那些令人感觉良好的爱情化学物质，从而使你进入戒断状态（博比，2015；费希尔，2016；费希尔等人，2002）。在发生这些令人震惊的生理变化的同时，你的生活方式也发生着翻天覆地的变化：一眨眼间，你的生活习惯、你们共同的朋友、圈内笑话、亲密无间的时刻，甚至连住处都可能要发生变化。你们也许已经同居、有了孩子、结了婚，而现在你只能一边努力抚平过去的伤痛，一边开启没有前任陪伴的新生活。虽然这些经历让人痛苦，但去了解你的症状是如何影响你的生活，才是终止它们的最好途径。因此，我们将更细致地来探讨你的思维－感受－行为模式。

理解前任成瘾循环

虽然你的症状看起来分离又独立，似乎各自从不同的方面产生了影响，但它们实际上是相互影响的。当你对前任念念不忘时，你会更加渴望他，情绪反应也会变得更加强烈，因而更加可能做出一些最终伤害到自己的行为。如果把你的症状看成是"前任成瘾循环"的一部分，这个循环的驱动力就是你对接触和亲近前任的渴望。这听起来可能有些奇怪：你们已经分手，为何想要与前任亲近的欲望还会刺激前任成瘾症状产生。那么让我们来进一步解释一下。

就像你已经很清楚的一样，前任成瘾症分手令人心碎，当你深陷伤痛之中，就会想方设法让自己好受些。虽然这听起来奇怪，但与前任联系能暂时缓解你的痛苦，就像戒毒后复吸一样（费希尔等人，2016）。当你和前任在一起时，你的大脑会分泌一系列令人感觉良好的化学物质来让你感觉变好。这样即使你们吵架，也能感觉到些许轻松！此外由于前任的存在，你的前任成瘾症状也会减轻；因为和他在一起时，你不再那么地思念、迷恋、渴望着他！从心理学角度来说，与前任联系会让你因为当下的感觉良好，从而更积极地加强或强化你对将来与他们继续联系的渴望（J. S. 贝克，2021）。

保持和前任联系的问题在于，当联系结束之时你会感觉更加糟糕。如图 1 的循环所示，在做那些让你感觉与前任亲近的事情的期间和随后——或者比如说是在"复吸"之后，你会感觉好一点。但是当这种短暂的亲密接触失效，你的前任成瘾症状——强迫性思维、渴望相见、情绪困扰和相关反应，以及以有害的强迫性和冲动性方式行事的欲望——又会涌上心头，而且往往会不断膨胀，直到你忍不住再次与他们联系。尤其在你们的关系真的结束了时，这种循环模式的破坏性就会特别大，因为你会格外渴望接触和亲近，即使你们复合的希望渺茫。

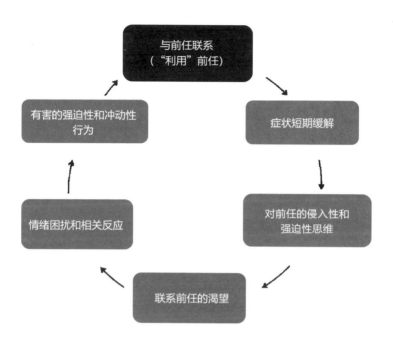

图 1 爱情上瘾症的前任成瘾循环

　　相较于自我觉察，在其他人身上更容易观察到前任成瘾循环如何形成，我们来看看另一个案例。发现夫人伊马尼出轨之后，戴恩陷入前任成瘾症的绝望状态中，当他踏入我的办公室，我便清晰地感受到他身上散发出的矛盾情感。伴随着泪水和紧绷的下巴，戴恩断断续续地向我诉说他先是发现了伊马尼和另一个男人之间露骨的色情聊天记录，进一步黑进伊马尼的邮箱后，他看到更多太太出轨的证据：有他们喜爱去幽会的旅馆名字，他们进行浪漫约会的日期，还有他们之间非常具有挑逗性的露骨聊天记录。当戴恩找到伊马尼进行当面对质，伊马尼坦白和戴恩在一起不再让她有自己与众不同的感觉，于是她便投向了另一个懂得欣赏她的男人。随之而来的是一场夫妻大战——由无穷无尽的咒骂、埋怨，以及大吼大叫组成，以伊马尼搬走而结束。戴恩这样描述他的前任成瘾症状：

当伊马尼离开的时候，我感到出离愤怒，但同时我更加绝望地想搞清楚她为什么出轨。一开始我不停地给她发邮件和信息，时而向她倾诉爱意，时而咒骂她的卑劣。这样让我感到整个人都不太好了。持续了一个月左右之后，伊马尼告诉我她需要个人空间，而我的这些行为太过疯狂，这让我感觉更糟糕了。我的意思是，最开始犯错的是她，因为她的过错我才会陷入这种情绪之中。终于某一天她不再回复我的信息，我便冲进她的办公室，当着她同事的面对她一顿大吼大叫。在那一刻，我感到似乎好些了。我对自己说她活该受此羞辱，就像发现她出轨的时候给我带来的羞辱一样。但实际上这只让事情变得更加糟糕了。在那之后，伊马尼因为我的恶言恶行，正式提交了离婚申请。

现在我控制不住地整天想个不停——关于她，我们一起度过的日子，她的出轨，到底是哪里出错了。我们曾经发誓要共度一生，永远相爱，永葆忠诚。我在我们曾经的家里徘徊，看着我们曾经幸福家庭的照片，意识到我是多么想念她，至少想念曾经的那个她。有些夜晚我甚至爬到她曾经睡卧的那一侧，在房间各个角落喷洒她的香水，好让我感受到她还在这个家里。有些时候我又想起了她的出轨，不受控制地想要去惩罚她，因为她伤害我如此之深。我脑子里总是浮现出她和那个男人在床上的画面，这快要把我逼疯了！当然，我们的孩子仍继续见她，这让我更加难过。我经常喝酒，工作时心不在焉，也不再打理家务。我的内心矛盾重重，不知道怎样才能放下她。

你观察到前任成瘾循环是如何操纵戴恩的生活了吗？伊马尼的外遇让戴恩的故事变得更加复杂，也让他的症状模式变得相当不稳定和多变。也就是说，出轨在恋爱关系中常常出现，且会使得爱情上瘾的症状变严重，因为被背叛往往会对我们的思维和情绪产生极端负面的作用[博比，

2015；梅洛迪（Mellody）、米勒（Miller）和米勒，2003]。那么，让我们一起来解析一下戴恩的症状模式。

自从伊马尼离开，戴恩就对她念念不忘，几乎每时每刻都在想着她。他越是在脑海中回想分手时痛苦的细节，就越是渴望她。他迫切地想和她谈谈，想要惩罚她的出轨行为，也许还想要尝试与她和解。戴恩的强迫性思维和对前妻的渴望使他的情绪变得高度敏感，并导致他做出一些有害的行为，例如出现在她的工作场所，并对她大喊大叫等。当真正与伊马尼产生身体接触后，戴恩暂时地感觉好了一点，但是伊马尼并不想继续和他在一起，因为戴恩的行为太难以捉摸。于是戴恩尝试其他的途径让自己感到与伊马尼亲近，例如睡在她的床边、闻她的香水味、看他们以前的家庭照片等。而这些做法的效果褪去、现实再次降临时，前任成瘾循环重新开始：戴恩会更多地想起她，愈发渴望与她接触，感到情感空虚，并做出一些最终伤害到自己和他们之间关系的行为。

这些产生强烈痛苦的症状极大地影响了戴恩的身心健康，他变得不爱打理家务、酗酒，在工作时难以集中精力。虽然他知道伊马尼的出轨使他极其心痛——对任何有过类似经历的人来说都是如此——但他的爱情上瘾症状却让他无法接受分手的事实，也让他无法在没有伊马尼的情况下继续生活下去。最终，他对伊马尼的沉迷和对其出轨行为的偏执，让他陷入了悲惨的前任成瘾循环中。

你是否在你和前任的关系中看到了类似的前任成瘾循环？你是否在见到他或听到他的消息时感觉稍微好些，但在结束后感觉更糟？你能否看见你的各种症状在如何相互影响、相互助长？更清楚地了解这一循环如何作用于你的生活，对终止前任成瘾症状至关重要，所以你要学习如何更加系统化地去理解它。

练习：监测你的症状

了解自己的症状模式的最佳方法之一是使用自我监督日志[A. T. 贝克，1976；A. T. 贝克等人，1979；埃利斯（Ellis）和哈珀（Harper），1997；托林，2016]，怎么去强调这个工具的重要性都不为过，因为它是你将在本书中学到的其他 CBT 技能的基础。完成每日日志不仅可以帮助你跟踪自己的症状以及症状随时间进展的情况，还可以帮助你明确在哪些方面对循环期本身进行干预，能够让自己感觉更好。

你可以在自己的记事本上做记录，也可以在本书的网站上下载我的模板：http://www.newharbinger.com/50379。从现在开始，一旦你发现自己出现以下某种症状——强迫性的想法、接触前任的渴望、强烈的情绪反应或进行不健康行为的欲望——就停下来，在日志中记录下来，包括日期、星期和时间。同许多现存的 12 步疗法一样，你也要记录下距离自己前一次主动联系前任以来经过的天数。如果你因为某些原因必须与前任保持联系——你们可能共同养育孩子、在一起工作、存在法律纠纷，或者因为一些特殊原因需要保持联系——这样的话就记录下距离你上一次做出计划外、有问题的联系以来的天数，即那些没有必要或被提前了的联系。

接下来，具体描述出现症状时的情况：当时是否发生了什么事情，导致你出现了相关症状？尽量以最客观的方式描述当时你周围的环境，专注于事实而不要过度解读。接着记录下你的自动化思维：针对当时的情况，在你头脑中自然产生的具体想法。不要修饰，只要准确地记录下你当时在想什么。最后，写下你感受到的具体症状并按照从 1（完全不痛苦）到 10（十分痛苦）的等级评定你的痛苦程度。

　　完成记录当下情况、自动化思维、具体症状以及痛苦程度之后，再次停下来，因为现在该采取行动了。你不要像过去那样，直接对当下情况做出反应，而是要采取一些自我照护的干预措施，即那些既能终止症状，又没有远期伤害的行为。在本书的课程中，你将学到许多 CBT 技能，这些技能就是被设计出来帮助你做到这一点的。现在，你的目标是通过健康的途径来避免接触前任，从而让自己感觉好一些。阅读你在第 1 章中写下的动机声明是一个很好的开始，或者你也可以去散十分钟的步、洗个澡、刷个牙、抱抱你的宠物或者给朋友发个短信。不论尝试什么，都记在你的日志里，作为一项自我照护的干预措施，并在完成后立刻记录下它对你症状的影响，尤其要记录你整体的痛苦程度、具体症状，以及总体幸福感等是如何因为这些自我照护的行为而变化的。

　　学会使用日志需要一定的练习，让我们预演一些你可能会遇到的情况吧。想象一个场景，某天早上你醒过来，伸手去拿手机时，突然感到一种难以抑制的冲动，想给你的前任发一条信息。当你意识到自己对前任的渴望时，请立即停下来，并进行日志记录。你写下的内容可能是这样的：

　　7 月 1 日，星期三，早上 6:15，无接触第 3 天。

　　情景描述：我刚刚起床，拿起我的手机。

　　自动化思维：我想给我的前男友发信息。我们以前每天早上都会发信息。我不想我们就这样结束。我很想他！

　　症状描述：我绝望地想要联系他——这渴望非常强烈。我感到悲伤和孤独。

　　痛苦程度：7 级。

　　自我照护的干预措施：我要去洗个澡，煮一杯咖啡，然后读读我的动机声明，来让自己不给他发信息。

对症状效果：经过进行自我照护的行为，我的渴望不再强烈，并且我的整体痛苦程度下降到 5 级。

再举一个例子。你正在上班，你和前女友的一位共同好友邀请你参加晚上的聚会。你当时马上感到了焦虑，伴着一点儿兴奋。当你意识到自己的感受时，你立即停了下来，并写下日志：

1 月 9 日，星期五，下午 3:00，无接触第 12 天。

情景描述：今晚朋友们要举行一个聚会。

自动化思维：我的前女友可能会在那儿，这让我很想去。但这也让我觉得不应该去。她可能根本不想见到我。

症状描述：我感到兴奋和焦虑。我觉得思绪万千。

痛苦程度：6 级。

自我照护的干预措施：我知道现在去见前女友对我的康复不利。今晚我会约个朋友另作安排，因为我需要一些支援！

对症状效果：我的痛苦程度现在下降到 4 级。对今晚进行的安排让我感觉更能控制自己的症状了。

再来看看最后一个例子。夜深人静时，你刚度过特别情绪化的一整天。此刻你独自在家，略饮几杯红酒，电视上播放起你和前男友一起看过的电视剧广告。一时冲动下，你截下那个剧集待播的新一季的图片，并配文"希望你在我这里"，一起发送给了前男友。一发完信息你立刻感到惊慌失措，于是你停下来，在日志中记录如下：

8 月 18 日，星期日，晚上 11:00，无接触第 0 天。

情景描述：我刚看到了我们最喜欢的电视剧的广告，于是给我的前男友发了信息。

自动化思维：我不该发信息的！我看上去真是绝望。我希望他回复，我希望他能过来找我，我毁掉了不主动联系的连续记录。我真是一团糟！

症状描述：我感到难以言喻的焦虑、思绪万千。我感到失控和变得冲动。我想把剩下的红酒都喝光，以分散注意力。我接下来整晚都会盯着手机，看他会不会回复。

痛苦程度：10 级。

自我照护的干预措施：我准备把酒瓶收起来，好好泡个澡，然后去睡觉。我要关掉手机，这样晚上我就不能再给前男友发短信了。这会很难做到，但我会读读我的动机声明，以提醒自己为什么要这么做。

对症状效果：我的痛苦仍然很剧烈，但我对联系前男友的渴望减弱了，也感到能更有效地控制自己的行为。

像上面举的几个例子一样，从今天开始，每天在日志中记录自己的症状，一天至少两次。事实上，我希望你尽可能多地用日志来记录，因为收集的信息越多，就越容易搞清楚你的症状形成模式，并在症状升级之前终止它（J. S. 贝克，2021）。记录本身往往就能帮助你在当下做出更健康的选择！即使你在进行自我照护的干预措施后，并不总能立即感觉好起来，但请记住，正是因为选择了这种自我提升的途径，在一天中反复应对自己的症状，最终你才能逐渐痊愈。

当你练习在日志中记录下自己的经历，并尝试使用新的自我照护的干预措施时，利用 CBT 技能去阻止"前任成瘾循环"也很重要，所以让我们用一些技能来武装你。我们首先要应对第一个——也许是最难的一个——你将要做出的改变：切断与前任的联系。

切断与前任的联系

切断与前任的联系听起来是一项非常困难的任务——因为确实如此！事实上，当你这样做的时候，可能会暂时性地感到更加难受。用 CBT 术语来说，这叫作"消弱突现"（Extinction Burst）：当你切断与前任的联系，反而会愈发想要跟他们在一起。经历"消弱突现"并不好受，但你需要抛弃那些与前任相关联的快乐体验，重新学习没有他们也能感到快乐的方法。当你削弱了快乐体验与前任之间的关联，就更加容易继续前进（托林，2016）。

理想情况下，你要阻止所有与前男友进行交流的企图，因为亲密关系只会助长你的前任成瘾循环！切断联系并不意味着你的前任就与你的生活永别了：日后你会逐渐搞清楚自己是否有能力让他以一种健康的身份存在于你的生活中 [博比，2015；哈尔彭 – 米金（Halpern-Meekin）等人，2013]。但就现阶段来说，不主动联系更有利于你去应对前任成瘾症状。如果你无法完全切断联系，或前任继续与你联络，那么你的目标就是尽可能减少联系，并对你们何时，以及如何沟通交流设定明确的预期（这一点我们将在第 3 章中"设置健康的心理边界"这一节去练习）。

切断与前任的联系还意味着，你要停下所有那些为了让自己感觉仍然与他们亲密无间而去做的行为。这包括停止在网络上搜寻他的信息、重读旧邮件或短信、查看旧照片等。此外更重要的是，要从物理空间中移除那些能让你想起前任的物品，比如他送的有意义的礼物和他的牙刷等。

练习：尽量减少与前任的联系

首先花上几分钟，想想你为了让自己感到仍与前任亲近而做的所有事，包括给他打电话、向共同的朋友打听他、穿他的旧 T 恤、在他们最喜欢的咖啡店装作偶遇，甚至像前文中的戴恩一样在家里喷洒他的香水。接着来列举一份"减少联系清单"，列出你可以做的减少让自己感到与他亲近的事情。请记住，这并不是要求你永远只能按照清单行事，但至少现在我强烈建议你努力做到以下几点：

停止与前任进行计划外的联系：不发邮件、不发短信、不打电话。

停止尝试从网上或朋友那里获取前任的信息。

停止与前任进行性行为。

减少社交媒体的使用或屏蔽前任（至少暂时屏蔽）。

从私人空间中删除所有与前任有关的照片、礼物、信件和会让你想到前任的东西（如果不想扔掉，就先收起来）。

停止尝试与前任偶遇，比如去他们的聚会或跟踪他们。

把前任的东西还回去，或邮寄回去。

考虑回避你们共同的朋友（至少暂时回避）。

有了一份靠谱的清单后，就该采取行动了。这大概率会非常艰难，所以要对自己温柔些，先尽力而为。从看起来较容易的任务开始，再做较难的，但要保证完成所有任务。并将你的这些行动作为自我照护的干预措施，记录在日志中。

在你在物理上减少与前任的接触和亲近的同时，也需要停止思想上的亲近。说起来容易做起来难，下面让我们来练习一些进行思维管理的方法吧。

管理你的思维

你已经了解到，对前任的思念是前任成瘾症分手导致的最令人痛苦的症状之一。更有甚者，当你想着他们，实际上是在自己的脑海中与他们进行接触。尽管他们已经不再是你的伴侣，但仍然大范围地占据着你的大脑！你越是想他们，就越渴望接触他们，就会产生情绪困扰，就会想要做出一些最终会伤害到自己的行为。因此，你要思考如何为自己思念前任所花费的时间和精力设个限。

虽然这听起来很奇怪，但不要想着完全回避对前任的思念；回避这些与艰难生活体验相关的情绪，会在日后使你容易暴露于获得其他潜在有害症状的风险之中[J. S.贝克，2021；赫什马提（Heshmati）、泽梅斯坦尼（Zemestani）和武贾诺维奇（Vujanovic），2021；托林，2016]。但你也不会想要被那些关于前任的干扰性和强迫性思维再度主宰，所以关键是要在想与不想之间找到一个平衡点，既能以一种有效益的方式去想你的前任，又能在你不乐意的时候不去想他们。

一个好办法是安排专门的思维反刍时间 [Rumination Time。克拉克（Clark），2020]，并且学会思维阻断 [Thought-Stopping。戴维斯（Davis）、埃谢尔曼（Eshelman）和麦凯（McKay），1988]。在用于思维反刍的时间里，你唯一的任务就是去想你的前任和分手这件事。你可以尖叫、哭泣、用角色扮演的方式演绎你和前任的争吵，把你希望能告诉他们的一切说出来、画下来，或者写下来——做什么都可以，只要能让你脑中萦绕不去的关于前任的念头消失不见。但规定的时间一过，你就不能再想那些了，直到下一次的反刍时间到来。而为了能够做到思维反刍，你要先练习思维阻断：当感到自己产生有关前任的干扰性、强迫性或不需要的思念时，说出"停止"这个词；如果你是一个人，可以大声喊出来！然后闭上眼睛，想象有一个巨大的、红色的禁止标志牌，并在脑海里构建出一个美丽、宁静、让你感到安全的空间。在这个舒适的空间里，任何关于前任的想法或画面都会被"停止"这个标志牌挡开，宁静的海滩景色或金色夕阳吸引了你的全部注意力。告诉自己，到下一次反刍时间再去想前任，但在那之前不可以了。在任何需要把思绪从前任身上转移开的时候，用五到十分钟来实践一下思维阻断。

练习：阻断强迫性思维

设立一个思维反刍的时间，专门用于想你的前任。开始可以设为每天三次，每次15分钟，大部分人的最佳时间是早上起床后、午饭前后和晚上回家后。到了设定的时间，打开计时器，全心关注你的前任和你们的分手。你可能很快就会感觉设定的时间或者太长，或者太短，因此你可以自己去尝试调整为最合适的时长，但每次反刍的时间不要超过 20 分钟。

完成思维反刍后，该尝试练习思维阻断了。在一天里，每当你的脑海中出现关于前任的不舒适画面或干扰性思绪时，就说出"停止"这个词，然后把注意力集中到一个让你感到放松和舒缓的画面上。随着练习的时间的累积，你会越来越擅长这个，也可以用"冷静"来代替"停止"，并将这种练习当作一种对内心平和的呈现来享受。当你学会了这些技能，就将它们作为自我照护的干预措施，添加到日志中，并记录其对前任成瘾症状的作用。

就像本书中提到的所有技能，学会有效利用反刍时间和思维阻断也需要练习，但随着练习时间的推移，这会变得越来越容易。当你可以控制自己在何时，以及在多大程度上想起前任，也会能够控制住自己想要联系前任的冲动。那么接下来，我们来解决你的渴望。

克服你的渴望

当强烈的渴望来袭，你会不顾一切地感到想要与前任联系并重新建立关系。你可能会感觉只有见到前任才能让你解脱，这样的渴望会不断升级，直到你屈服于它（美国国立药物滥用研究所，2020）。然而事实是，如果你不对这样的渴望做出反应，你的渴望会随着时间过去而削弱。这种变化无可避免，因为渴望的强度无法永远保持在高水平！因此，我们可以利用这一点来学会熬过你的渴望，去放任自己去体验这个过程中出现的所有真实情感，直到它们消退 [阿什（Ashe）、纽曼（Newman）和威尔逊（Wilson），2015]。

让我们举个例子，来看看现实中如何去熬过渴望。在一个周五的晚上，下班后你正和朋友吃完晚餐，当你起身准备离开时，一股强烈的冲动涌上心头：你想要在回家的路上顺便去前男友家看看。你注意到不对，停下来，尽可能快地写下了日志。

> 8月5日，星期四，晚上8:00，无接触第14天。
>
> 情景描述：我正吃完晚餐，和朋友一起。
>
> 自动化思维：我想要在回家的路上顺便去前男友家看看，我需要见他。
>
> 症状描述：我感到一种难以抑制的渴望，它是如此强烈，以至于我几乎无法忍住。
>
> 痛苦程度：9级。
>
> 自我照护的干预措施：我已经14天没有联系他了，我不想让我的症状恶化！所以，我要回家去练习熬过这种渴望。
>
> 对症状效果：我的渴望减弱了，我的痛苦程度也降到了5级。到明天早上的时候，我会感谢自己今晚没有去前男友家！

在产生这种强烈渴望的时刻，你需要保持冷静。你越是忍耐，越会发现渴望只是暂时性的难以忍受；如果你不屈服于它们，它们最终会自己消退。更重要的是，你会发现自己比想象中更强大！你可以通过改变自己对渴望的反应来克服冲动行为、控制前任成瘾症状，来慢慢重建自尊、自信、勇气和韧性 [奥沙利文（O'Sullivan）等人，2019]。

练习：熬过你的渴望

> 无论你联系前任的冲动有多强烈，它终究会过去。练习熬过自己的渴望可以帮助你学会最终不对渴望产生反应。当你有联系前任的强烈冲动时，在日志中记录下你的痛苦程度，并设定一个十分钟的时限。然后坐下来，尝试不去屈从于这一渴望。如果你感到特别糟糕，可以尝试另外的 CBT 技能——例如阅读你的动机声明，或者试试思维阻断——来渡过难关。不按冲动行事会让你感到不舒服，但你可以挺过去的。当时间到了，重新评估一下欲望的强烈程度；如果仍然很强烈，就继续设定十分钟时限来熬过欲望，直到它消退到足以让你继续一天的工作为止。

在你练习减少接触、思维阻断、思维反刍、熬过渴望的时候，你都会感到不适。我们都不喜欢这种感觉，它太令人不快，但在练习过程中这种不适无可避免。因此，学会以更健康的方式来应对情绪困扰至关重要。

应对情绪困扰

在生活中，我们常常会发现自己处在不想或无法控制的境地中。你无法控制你的前任；你无法控制这次分手中的许多情况；你不想对前任上瘾，结果不仅上瘾了，还因此在情感上挣扎。

学会全然接纳 [Radical Acceptance。埃利斯和哈珀，1997；莱恩汉（Linehan），2014] 将帮你应对那些与分手相关的最令人困扰的情绪。感受负面情绪并不是一件坏事。当发生我们不喜欢或不想要的事情时，这些情绪会为你提供信息，感受这些情绪是人类经验的自然部分。全然接纳指的是接受自己所处的真实境地——你们的关系已经结束了，至少今天是——并处理与其相关的感受。当你挣扎着要放下前任时，你可能会试图去欺骗自己，例如：我不能没有他们，或者我必须让他们重新需要我，又或者是我可以解决所有问题。这些想法都会反映到你的行为和感受中，于是你试图吸引前任回头，或者任自己活在一个不切实际的幻想里。一个因分手所做出的更真实的反应很可能是这样的：我分手了，我很伤心；我希望我们还在一起；但我们没有，所以我将面对现实来做出选择。让自己去感受与分手相关的真实情感，而不是执着于你们的关系过去如何、将来可能如何，将有助于帮你继续前进。

一开始，你会感到很难学会全然接纳，这完全合理。你暴露在自己所处境地的原始赤裸的现实中，并且要求自己正视并接纳它的真实面目。你要告诉自己真相，并感受到因真相产生的真情实感，长此以往，你对真相的反应会越来越小，因为它对你的影响变得越来越小（在书的第二部分，你将用大量时间去学习评估自己的思维和信念的准确性，随着练习时间的累积，你会变得非常熟练）。

练习：练习全然接纳

我们花点时间来练习全然接纳，首先承认你和前任的关系已经结束——你失去了一个人、一个梦想和一种对你来说意义重大的生活方式。让自己感受这一事实带来的任何情绪，和它们在一起，不要做任何事情去抵抗它们。就让自己陷在里面。让自己感受愤怒、悲伤、痛苦、受伤或恐惧。当你发现自己陷入对你们关系的不真实幻想中——通常表现为重温过去的时光，幻想你们能复合，或者试图找出改变前任的方法，等等——这个时候请停下来，回过头来面对你们目前没有在一起的现实。在计划好的思维反刍事件之后来练习全然接纳会特别有效：在刻意去思念前任并

> 充分表达出你内心的焦虑之后，以一种原始但自我肯定的方式提醒自己你们的关系已经结束，以此来为思维反刍时间做结。

解决了你的所思、所想以及情绪困扰之后，该来对付有害行为了。你可能还记得，这些试图让自己感觉与前任更亲近或转移自己对分手痛苦的注意力的行为，即便让你在当下感觉稍好，但长此以往会损害你的健康，因此它们需要被制止。

制止有害行为

经历前任成瘾症分手之时，你的行为往往是强迫性或冲动性的，因为你试图以此来应对痛苦（科布和沃尔科夫，2010）。强迫性行为指的是你会不断地重复做一些事情（路易杰斯等人，2019），这些行为看起来像日常习惯，比如每隔几分钟就刷新电子邮件或查看手机，看看是否收到了前任的信息。与之相反，冲动性行为指的是你在不考虑其潜在后果的情况下行事。例如，当强烈的渴望来袭，你可能会心血来潮地跳上车，开车出现在你前男友的家里，或者在没有计划的情况下疯狂购物，花掉远远超出你负担能力的钱。

强迫性和冲动性行为会让你暂时感觉好些，这也是为何我们会有这些行为的原因，但同时它们也会助长其他症状，并导致一系列负面后果。强迫性行为会以一种专注、重复的形式占据你的时间和精力，而冲动性行为通常是如果你在事前停下来考虑下后果，就不会去做的事情。例如，回想一下，如果你想过第二天早上会感到多么糟糕，你就不会在深夜的酒吧醉醺醺地给前任打电话。同样地，如果你想过自己可能会花大钱买自己不想要的东西，你大概率就不会去疯狂购物了。

管理有害行为的关键在于，要先思而后行。让我们来看一些例子。想象一下，你在查看日志过程中观察到了这样的模式：当你感到特别焦虑时，你会强迫性地反复查看手机，看看前任是否发来短信。这种行为的优点（或者正面影响）在于，你会感到症状——包括强迫性思维、渴望和痛苦情绪等——得到了短期内的缓解。但它的弊端（或者负面影响）也是巨大的：它让你对前任念念不忘，浪费了你大量的时间和精力，助长了前任成瘾循环的形成，长此以往会让你的自我感受越来越糟。因此，一旦你意识到自己在强迫性地查看手机，请停下来，在日志中记录下这一经历：

> 8月27日，星期五，下午5:00，无接触第34天。
>
> 情景描述：我感到很焦虑。我整天都在看手机，看前女友有没有给我发信息。
>
> 自动化思维：她已经不在乎我了，我为什么不能就这么让她离开！一周就要过去了，我还是没有她的消息。
>
> 症状描述：我的情绪越来越糟糕，胃也越来越不舒服。我越是难受，就越是想见她。
>
> 痛苦程度：8级。
>
> 自我照护的干预措施：我考虑的后果——如果我一直看手机或给她发信息，我的心情暂时会变好一点，但从长远来看只会更糟，因为这会让我困在她身上！所以，我放下了手机，开始践行全然接纳：我们已经分手了，没有她我也下定决心继续生活下去。
>
> 对症状效果：我感到更加自信了，我的痛苦程度降到了5级。

再举一个例子，比如你在最渴望与前男友亲近时，会发送一张自己的性感照片给他。这种行为的好处是，你可能会得到他的积极反馈，这种接触会让你的前任成瘾症状得到短期缓解。甚至可能引诱你的前男友和你重温往日激情。然而这样做的弊端更多：你可能会花几小时去过度分析短信的每一个细节，因短信让你看起来急于得到前男友的关注而感到尴尬，又或者因为你的前男友没有回复而感到更加沮丧。另外，显然，长此以往这种行为会助长前任成瘾循环的形成。因此，一旦你意识到自己想要发送照片，请停下来并完成日志：

> 9 月 1 日，星期三，晚上 9:00，无接触第 12 天。
>
> 情景描述：我在情感上真的很纠结。我想给我的前男友发一张性感照片。
>
> 自动化思维：我想引起他的注意！也许他看到我这么漂亮，就会想要复合。我想要一些证据——任何能证明他还在乎我的东西！也许我今晚可以找个人约会来分散注意力，然后我可以在网上发一张约会的照片，用来引起我前男友的注意。
>
> 症状描述：我感到被恐慌占据，急切地想要接触他。
>
> 痛苦程度：9.5 级。
>
> 自我照护的干预措施：我考虑了一下后果——如果我发了照片，他可能会说我看起来很性感，甚至会过来找我。但我又该如何面对他呢？我们已经分手了。况且，他可能根本不会回复我，这只会让我感到比现在更加地被抗拒。另外，为了让前男友吃醋而和另一个男人约会是个糟糕的主意。所以我决定不发照片了，转而给朋友打个电话。
>
> 对症状效果：在我决定不发照片后，我的痛苦程度降到了 6 级。我知道这是一个正确的选择，我为自己没有屈服于冲动而感到自豪。

先思而后行能帮助你在前任成瘾循环恶化之前进行干预，也会帮你避免做出最终让自己后悔的选择。

练习：考虑后果

　　为了找出哪些是你因为想要与前任感觉亲近，或转移自己对痛苦的注意力而做出的行为，你可以利用写好的自我监督日志来找寻常见的例子。然后，就像前面所示例的那样，通过在日志中描述每种行为的主要利弊，来考虑它们会导致的后果。当你回想起那些让你感觉糟糕的行为方式——我们都曾经历过的——利用它们来提醒自己为什么再也不这样做了。下一次，当你想以同样的有害方式行事时，请停下来，想想这种行为的长期负面影响，并改为选择一种更健康的应对方式。将你的这些努力尝试记到日志里，作为自我照护的干预措施。

向前迈进

　　当你学会使用自我监督日志来评估和追踪存在你生活中的前任成瘾循环时，你有害的思维—感受—行为模式就会显露出来。当这一切发生时，你就会发现自己是如何在无意中使前任成瘾症状恶化的，以及你可以从哪些方面去进行干预，从而阻止症状像滚雪球一样越滚越大。练习在书中学到的CBT技能——包括使用日志记录、切断联系、安排思维反刍、练习思维阻断、熬过渴望，以及先思后行——不仅能逐渐减轻你的前任成瘾症状，还能重建自信。你会发现，在遇到困难时，你可以通过更多自我肯定的选择来帮到自己。如果你遇到困难或犯了错，不要苛求自己；对你来说这一切都是从头开始，

　　＊我已经有27天没有主动联系我的前男友了。由于使用了自我监督日志，我发现试图获取前任信息的行为最终只会让我感觉更糟。我需要停止关注他，这样我才能重新建立生活秩序。这样真是太痛苦了，但我知道我必须这么做。

所以需要练习！读一读你的动机声明，来提醒自己即使在困难的时候，也要坚持使用这些技巧，因为你想放下前任，开创一个美满的未来。

在下一章中，我们将探讨那些使症状恶化的情境因素——所谓的"触发因素"（Triggers），并制订它们的应对计划。我们还将找到新的方法，让你在没有前任在的时候也能感觉良好！这包括设置健康的心理边界、获取更多的社会支持、满足你身体的健康需求，甚至找一位技术娴熟的治疗师同你携手走向康复。

第 3 章

管理触发因素，加强自我照护

　　＊我知道，当我下班回家路过公园的时候，我就会想起她。当我看到以前经常一起去的咖啡店的时候，我脑海里就会浮现出许多回忆和非常想要对她说的话。所以，现在我会做好计划，在去公园之前先练习思维阻断。又或者，如果那一天过得很糟糕，我就走另外一条路回家。

　　＊距离我上一次联系前男友已经 42 天了。有时想要联系而不能会让我很痛苦，但我正在学习去熬过这种异常渴望。我的脑子想要放手、继续向前，但我的心似乎做不到。所以，我会继续数着日子，练习这些技能，直到我的心跟上我的头脑。

　　从上面的引文中可以看出，要改变以前任为中心的思维—感受—行为模式是非常困难的。直到最近，你可能还没有意识到，你的症状是作为前任成瘾循环中的一环在发挥作用。你可能没有意识到与前任亲近——无论是在现实中还是在你想象里——是如何让症状恶化的。这种接触不仅会让你更多地想起他们、产生更强烈的渴望、感到更大的情绪困扰，让你更容易做出最终伤害到自己的行为，而且长此以往它还会侵蚀掉你的自尊。你甚至可能已经忘了这么一个基本的事实，那就是单身的你和有对象的你一样有价值。

做出改变也很艰难，因为你要学着用完全不同的方式来应对分手。这需要练习、决心和大量的深思熟虑。现在，当你逮到自己沉迷于想念前任时，你要停下来并练习思维阻断；当你发现自己在看以前的短信时，你要停下来并意识到，为了向前迈进，你必须停止在脑海中幻想与前任亲近；当你想做出强迫性或冲动性的行为，你要停下来想一下这样做的后果，先思后行。随着练习，你会发现你可以通过不同的途径来应对你的前任成瘾症状。这才是你真正的力量所在：虽然你无法控制前任，也无法让分手被撤回，但你可以做出让自己感觉更好的选择。你可以选择将精力投入到恢复中，而不是继续沉浸在过去的痛苦里面，从而夺回自己的力量。

当你持续通过日志来追踪自己的症状，同时练习新的自我照护干预措施，就能更好地帮自己预见最困难的情况。这可以让你及时制订应对计划，赶在症状发作之前进行干预。在本章中，我们将找出你的触发因素并强化自我照护措施，帮助你重新找到生活的乐趣，让我们开始吧。

了解并管理你的触发因素

你是否注意到，有些情况会让你不由自主地想起前任，并立竿见影地加重症状？也许你在周二下班后会感觉更加挣扎，因为那天是当地小酒馆的葡萄酒半价夜；也许是当你在公园看到一只金毛猎犬，因为那是你前任最喜欢的狗；也许是每个国庆假期的周末，因为那是你们曾经一起去度假的日子；也许是当你开车经过前任发生外遇的酒店；也许是当你看到某支特别的运动队正在比赛；也许是当你去上瑜伽课的时候；也许是当你感到工作压力特别大的时候，因为你的前任总是知道在你不开心的时候该说什么去讨你欢心。

这些让你想起前任并想要联系他们的情况或事件被称为触发因素 [阿森西奥（Asensio）、埃尔南德斯 – 拉瓦萨斯（Hernández-Rabaza）和奥龙·森佩尔（Orón Semper），2020；斯塔克等人，2018；冯·哈默施泰因（von Hammerstein）等人，2020]。触发因素通常是外界的刺激：会让你想起前任的人、你们曾经一起参与的活动、特别的节日、特殊的气味或你们共享的传统。触发因素也可能是任何会让你联想到前任的来自身心的想法、感觉和知觉。例如，当你比平时更情绪化、有健康问题、与他人发生性关系，甚至只是感到疲倦时，你的前任可能就会立刻出现在你脑海中。这些触发因素的问题在于，当你一遇到它们，症状就可能立即爆发。而在那一刻你越是感觉糟糕，你就越想接触前任，因为触发因素会诱惑你去"服用"让你上瘾的各种物质或行为（冯·哈默施泰因等人，2020）。

有些触发因素——哪怕你已经努力去克服了大部分——对任何经历过艰难分手的人来说都很麻烦：看老照片、路过前任的家、试图打探到前任的约会对象，或者想象他们和其他爱人发生性关系。这些往往都会引发强烈的症状。但是，大部分触发因素对你来说是非常特殊的。你对它们了解越多，就越好去制定应对措施，从而避免它们让你陷入前任成瘾的循环中。

在我们准备开始学习识别触发因素之际，先来看看梅伊的故事。梅伊在与丈夫穆罕默德离婚后不久就开始接受治疗。虽然她理智上认为结束婚姻对她和两个孩子来说是正确的选择，但她在离婚后似乎无法继续向前了。她沉浸在对刚结婚时那段幸福时光的回忆中。当被问到离婚的原因时，她说是因为穆罕默德酗酒、自恋，而且拒绝接受治疗。压倒婚姻的最后一根稻草是，穆罕默德在一次深夜酗酒后错过了重要的家庭活动。虽然梅伊是主动提出离婚的那个，但她身上却有前任成瘾症的典型症状：她质疑自己离婚的决定，只关注和前夫关系中的积极的一面，并因为"破坏了家庭"而感到极度内疚。更糟糕的是，他们共同养育着孩子，这意味着梅伊无法完全和前夫切断联系。

在我们的共同努力下，梅伊最令人头疼的一些诱发因素变得显而易见。让我们通过她的三篇日志来练习如何识别它们，看看你是否能发现那些使她症状加重的触发因素。

9 月 16 日，星期四，午夜，无计划外接触第 56 天。

情景描述：穆罕默德明天要去接孩子。

自动化思维：他和他们在一起会做什么？会不会有别的女人出现？真希望我们还在一起。

症状描述：我不受控制地想着穆罕默德，想着和他还有孩子们在一起的时光。我感到极其焦虑。我感到身体不适、没有食欲。

痛苦程度：7 级。

自我照护的干预措施：我完成了两次思维反刍，并积极尝试进行思维阻断的方法。我还采用了全然接受的方法：我提醒自己，我们已经离婚了，我无权控制穆罕默德现在的所作所为。

对症状效果：经过自我照护后，我的情绪困扰和身体症状都得到了改善，甚至成功入睡了。

9 月 18 日，星期六，上午 11:30，无计划外接触第 58 天。

情景描述：穆罕默德带着孩子，而我一个人在家。

自动化思维：我们刚结婚时是多么幸福。他可以改变。我们可以回到从前。我太快地放弃了我们的婚姻。我们离婚是我的错。

症状描述：我思绪万千！我感到悲伤、焦虑和沮丧。我不停地哭泣。我有一种强烈的冲动，想要开车去他家，求他和我复合。

痛苦程度：10 级。

自我照护干预措施：我反复阅读我的动机声明。在有所行动之前，我静下心来思考自己的感受，来考虑做那些选择的后果。最后我选择不开车去他家，我熬过了异常的渴望。我选择拥抱了技能，而不是穆罕默德。

对症状效果：我仍然很痛苦，但没有冲动行事。由于使用了技能，我不再像之前那么恐慌。

9月20日，星期一，早上6:30，无计划外接触第60天。

情景描述：我刚刚醒来，孩子们都在家睡觉。

自动化思维：他和孩子们这个周末都干了什么？穆罕默德有想过我吗？我太可悲了，以至于无法继续向前迈进。至少现在孩子们和我一起在家里。

症状描述：我感觉比上周末平静多了，但在情感上却感到疲惫不堪。我想停止对他的念念不忘。

痛苦程度：5级。

自我照护干预措施：我使用了思维阻断和全然接受的方法——穆罕默德已经不是我当初嫁的那个人了，离婚是最好的选择。

对症状效果：我很庆幸我熬过了这个周末，没有做任何让我现在会非常后悔的事情！我的总体痛苦程度降到了4级，感觉自己变得更强了——我熬过了周末，并且没有以不健康的方式向我的症状妥协。

你是否在梅伊的日志中看到了她的一部分触发因素？你可能注意到了，周末穆罕默德带孩子而她一个人独自在家，对她来说是一个极大的触发因素。从周四晚上写第一篇日志开始——也就是穆罕默德接孩子的前一天——梅伊就变得异常焦虑，总是想着他们会做些什么。孩子们离开家后，她变得越来越心烦意乱；她的情绪骤然失控，她对前夫和孩子们会在一起做什么的强迫性思维导致她强烈地想要联系前夫、想要复合。于是她的前任成瘾循环像着火一般地疯狂启动！等到周一，孩子们都回家了，她不再是一个人，于是症状有所减轻。但她仍然感觉不是很好——她不仅要处理自己爱情上瘾的分手，还要努力接受他们已经离婚的事实——但是她的症状不再以如此极端的方式被触发了。对梅伊来说，这种模式非常典型，它发生在轮到穆罕默德带孩子的每个周末。

你找到自己生活中的触发因素了吗？是否有一些情景和环境的存在让你更难抗拒前任？为了阻止触发因素助长你的前任成瘾循环，你需要先发现它们，这样你才能够以一种自我提升的方式去应对他们。现在我们来一起探索你的触发因素。

练习：识别触发因素并规划应对

我需要你创建一个触发因素的清单，列出所有会让你强烈想要联系前任的外部情境和内在感受。看看你的自我监督日志，有没有发现任何能显示你在痛苦挣扎的模式？是否存在特定的日子或时间点这样的触发因素？像梅伊一样，很多人都会在周末或日程安排不那么有条理的日子里感到难熬。夜晚也很容易成为触发因素，让人们想到曾几何时还和前任睡在一起；又或者是独自在家的时候。

接下来，我需要你仔细查看你在日志的"情景描述"一栏中所写的内容。是否存在一些反复出现的情景？例如，你和一些特定的人在一起时，你感到疲惫时，你饮酒时，你与有对象的或者已婚的朋友外出时，你在深夜外出时，你的经济压力大时，你与家人在一起时。请将任何这一类的情境触发因素添加到清单中。

最后，从大局出发来思考一下你与前任的关系。是否有一些你隐约想更多联系他们的时候？是一年中的某些特定的时间？还是节日或某些活动日？又或者是生日？是否还有爱好、名字、颜色、城市、地点、餐馆或人物呢？把这些都写下来。

现在你已经找到了一些主要的触发因素，接下来我需要你为它们制订计划。在触发因素清单上的每一项旁边，写下你可以做的、更健康的应对方法。例如，如果你预计周六晚上会特别难熬，你可以计划安排与朋友共进晚餐、参加12步康复集会、上瑜伽课或在当晚安排一次额外的思维反刍。如果你知道自己在外面喝酒或跟朋友聚会时很容易被触发，那么在去之前就下定决心不与前任联系。你甚至可以把你的困难告诉朋友，请他们帮助你渡过难关。归根结底，你的目标是识别会成为触发因素的情境，并练习在不联系前任的前提下更加冷静地应对它们。

帮助你应对触发因素的一些健康方法包括：

- 安排好一天。在一天中容易被触发的时刻安排能让你感觉良好的活动。

- 获得社会支持。打电话给信任的朋友或家人，让他们帮你一起处理。

- 做一些促进心理健康的事情。进行心理治疗、参加支持小组会议、去灵修中心或教堂礼拜。或者读一本书，比如这本书！

- 改变外部环境——离开当下的空间，去一个让你感到惬意的地方。喝杯咖啡，去户外散散步，去你最喜欢的餐厅吃一顿饭，去当地的艺术博物馆欣赏画作。

- 做一些事情来改善身体知觉。做些运动、吃点健康的零食、洗个温水澡、刷个牙或嚼嚼口香糖，或任何能改善你的现实感受的事情。

- 记录自己的想法、感受和经历。

- 做一些回馈社会的事情。帮助他人就是帮助自己。

- 练习你在本书中学到的任何技能：思维反刍、思维阻断、熬过渴望、全然接纳、先思后行，还有阅读动机声明。

这里提到的许多应对触发因素的建议，同时也是自我照护的干预措施，它们旨在帮助改善你的健康状况，这对现在的你来说至关重要。在你从分手中恢复的过程里，除了从生活中移除会伤害你的东西，还需要填入会让你感到生活积极向上、愉快和有意义的经历。你可以试着设置更健康的心理边界、增加社会支持、关注身体健康，甚至寻找一位专业的治疗师。那么，现在就开始提高你的自我照护技能吧。

设立健康的心理边界

尽管很多人认为心理边界是给自己以外的人设定的行事准则，但实际上并非如此。心理边界是给你自己设立的！它们确立了你在人际关系中期望他人如何对待你，以及如果他人违反了你的原则，你会怎么做 [克劳德（Cloud）和汤森（Townsend），2000]。心理边界包括物理边界和性边界，它反映了你希望他人以什么方式去触碰你（或不去触碰你）。心理边界可以是情感上的，它帮你建立起你所希望的他人如何与你交谈、如何与你一起处理感情问题以及如何与你沟通的方式。心理边界也可以是财务上的，反映了你希望谁来付钱以及给什么付钱。心理边界还可以是人际关系上的，反映你希望与家人、朋友和恋人分别进行到哪种程度的互动。实际上，心理边界就是你在生活的各个方面对如何与他人互动的期望。建立并传达自己的心理边界——并在越过边界时承担相应的后果——这样才能保证你在人际交往中的安全。

我需要强调的是，设立心理边界并不是为了控制他人，也不是为了教育他人（克劳德和汤森，2017），这一点非常重要。也不是为了惩罚、报复，更不是为了在别人的行为伤害到你时狠狠回击。每个人都有按照自己的意愿生活的自由，包括你的前任。设立心理边界不等于去侵犯他人的自主权，事实上，如果你试图控制或操纵他人，会伤害到自己、他人以及你们之间的关系（梅洛迪、米勒和米勒，2003）。与之相反的是，设立心理边界是为了阐明你是谁，你希望以何种方式被对待，以及如果被以你不喜欢的方式对待时你会怎么做（克劳德和汤森，2017）。

在当下，你对前任设立的心理边界很有可能是不清晰、令人困惑的，因为你们关系的本质已经发生了变化！当一段关系走到结束，由于你和前任间的关系发生了动态变化，你曾经设立的心理边界就出现了偏差（克劳德和汤森，2020）。当你感觉自己很强大、头脑也很清醒时，你可能会用平等的态度与前任沟通什么可以做、什么不可以做。那个时候，如果你们中的一方跨过了边界，你和前任都会更倾向于去承担相应责任。但是，当你陷入前任成瘾循环之中时，你可能会感觉非常糟糕，以至于不惜一切去亲近前任来缓解症状——即使那不符合你的价值观、不是你想要的行为方式，也不是你想要前任对待你的方式。争吵、深夜约炮或出于绝望而恳求复合等行为在前任成瘾症分手中很常见，这样的行为最终会让你感觉糟糕透顶（博比，2015；哈尔彭 – 米金等人，2013）。

如果不设立清晰或者一以贯之的心理边界，最大的问题在于你将更难改变与前任的互动模式。用心理学术语来说，一类行为如果不能引起一致的后果就叫作间歇性强化（Intermittently Reinforced），意思是如果你对同一件事的反应不可预测或前后不一致，人们就不知道该对你抱有什么样的期望（托林，2016）。例如，如果你在某些日子里欢迎前任回到你的生活，但在另一些日子里却拒绝他，那么你的前任就会搞不清楚你想要的是什么，因为你释放出的信号是混杂的。这对你和你的人际关系都没有好处，因为这样别人无法信任你，你也无法信任自己。获取信任要求你言行一致，你必须言出必行，以真诚的态度和诚实的意图行事。因此，重要的是要与你的前任划清界限，并坚持不懈地执行你所设定的这一界限，以及承担起任何可能的后果。

鉴于你目前对前任设立的心理边界可能很混乱，我建议你先考虑达成以下这些预期目标：

尽量不要进行计划外的联系。 幸运的是你现在清楚了为什么限制与前任的联系至关重要：与前任的联系会助长前任成瘾循环，使你的症状更加严重。你已经在练习切断联系，但如果你的前任主动联系你，或者你最近因为一时的脆弱主动联系了他，那么请重新设立好边界，暂时不要进行计划外的联系。

如果你们不能完全断绝联系，那就应该就沟通的方式、时间、内容以及不能提及的内容设定明确的预期。你与前任沟通的目标应该是核对必要的信息，如孩子的日程安排、共同债务、法律手续的更新、工作要求或旅行计划，同时注意避免会让你感到与他们亲近的亲密交谈。眼下，我强烈建议你们只在固定的时间内通过电子邮件交流，比如每周一早上发送新邮件。电子邮件很有用，因为你可以花时间仔细斟酌邮件内容，在发送前确保其内容清晰、语气得体（博比，2015）。把打电话或发短信留到紧急情况使用，因为它们容易引起误解和情绪反应，而这些很难当场解决。

暂停两性互动。 我建议你不要与前任进行任何形式的性互动或浪漫交流。如果将性作为从前任那里获得关注的工具，长此以往可能会让你感觉变得更糟（哈尔彭－米金等人，2013；梅洛迪、米勒和米勒，2003），而且性爱和性高潮会导致你身体释放一些激素，让你感觉与前任更加亲密（费希尔，2016）。这可能会让你更加被前任所吸引，也更加依赖他们，从而使你更难向前迈进。

今天不谈友谊。 也许有一天你能和前任成为朋友，但现在还不行。只有时间能告诉你未来你是否想要和有能力与前任建立柏拉图式的友谊。目前，请保持距离，因为你需要空间来疗伤。

暂停复合企图。 今天，你们分手了。因此，根据定义，你们的关系中的一部分对你和你的前任都不起作用了。如果你们想在未来某一天重修旧好，你们关系中的某些部分需要做出改变。在这之前，请专注于你自己。

如果你们决定要复合，一个好的治疗师可以帮助你们去实现这个目标（梅洛迪、米勒和米勒，2003）。

如果你设立了良好而坚定的心理边界，那么没有前任你也更容易向前迈进。如果你已经切断了与前任的联系，那么恭喜你！继续数着日子熬下去吧。如果你还和前任保持联系——因为你一时疏忽，或是他主动联系——那么建立明确的边界将有助于你向前迈进。

练习：设定你的心理边界

在你的日志中，撰写一份边界声明，确定在你的前任已经向前走远的情况下，你今后要如何与他们互动。归根结底，这份声明与其说是写给前任的，不如说是写给你自己的，所以你可能永远不会与前任分享这份声明。但是，如果你想直接向前任表达你的心理边界，你可以用它来指导你如何去做。

想象你在给前任写一封信，首先描述你想要如何与前任互动。对大多数人来说，这份声明反映了你现在不想进行任何直接接触的期望。然后描述如果发生了接触，你会怎么做。举个例子：

为了疗伤，为了在没有你的情况下重建新生活，我需要空间。也许有一天我可以再次与你交流，但今天我还没有准备好。所以，我不会再联系你了，还请你也这样做。如果你在今天之后联系我，我也不会回复。祝你一切顺利。

如果你不能像梅伊一样做到断绝联系，你就需要对联系前任这件事设立边界。为此，你需要拟定一份声明，阐明你对你们之间的互动有何期望或要求、你将如何行事、你希望他们如何行事，以及如果你的心理边界受到侵犯，你会怎么做。举个例子，下面是梅伊写给她前夫的边界声明：

亲爱的穆罕默德：

　　我想找到一种有效的方式与你沟通孩子们的情况。我的目标是与你核对孩子们的日程和安排好的近期活动——比如旅行或课后活动——以确保我们的想法一致。我想通过电子邮件来沟通，除非是紧急情况（那种情况下发短信或打电话都可以）。因此，每周一上午我会给你发一封邮件，希望你能在一天左右的时间内回复。此外，我希望我们的交流只集中在孩子身上，现在谈论我们的关系或其他话题无济于事。因此，除了有关孩子的话题，我不会与你讨论任何其他事情，如果你提出其他话题，我也不会回应。感谢你愿意为了孩子们，跟我配合行事。

梅伊

　　当你能够确定自己在与前任的关系中想要什么、需要什么的时候，就会更容易向前任表达这些期望，并在你的边界受到侵犯时坚持原则。再说，你的前任可能不会做出改变，但你总是可以改变自己。

　　一旦你给前任设立了更加清晰透明的心理边界，转而与身边支持你的人为伴，你将受益匪浅。当你准备开始没有前任的新生活时，当务之急是找到那些不仅能帮你渡过难关，还能给你的生活带来欢乐的人。让我们来找到一些方法，来增加你的社会支持。

增加社会支持

分手很可能会给你的社交生活带来巨大的破坏。不仅是因为你的前任——可能是你社交活动主要来源——已离你而去，同时你们关系的结束还给你的友谊、社交日程和生活方式带来了巨大的变化（菲尔德等人，2011）。对于分手前经常出现在你生活中的共同朋友，你与他们的关系可能会发生巨大的转变，甚至不可逆地走向结束。你可能会开始抗拒去以前常去的地方，你可能会因为情感上的脆弱而对出去结识新朋友的想法感到不舒服甚至不愉快。你现在可能变得不太喜欢社交。

然而，人都是社会的一员。与有着相似兴趣、经历和激情的人亲近，会让我们的生活更加有趣、充实。事实上，与社群或社会团体保持联系是预示正向心理健康的最重要因素之一，这对你的康复大有裨益[哈兰迪（Harandi）、塔吉纳沙布（Taghinasab）和纳耶里（Nayeri），2017]。与朋友、家人、同事、邻居以及其他在你分手前就关系亲密的人重建联系，同时与另外的人建立新的联系，可以帮助你应对失恋之殇。事实上，有许多组织和12步治疗法小组，例如依赖共生者匿名协会（Co-Dependents Anonymous, https://coda.org）和性与爱成瘾者匿名协会（Sex and Love Addicts Anonymous, https://slaafws.org），这些都是为了支持那些在爱瘾中挣扎的人而创建的。这些团体会提供社会支持，它们的项目与CBT很好地结合在一起，会是你在本书中学到的信息之外的一个很好的补充。

在重修旧关系和建立新关系之外，与精神信仰体系或宗教团体建立联系也是许多人康复过程中的一个重要部分（米勒，1999）。12步戒酒法就是建立在"上帝存在"这一主张之上（戒酒者匿名协会全球服务公司，2003）。无论你对上苍抱持何种具体的信仰，大多数宗教和精神传统都认为它是一种仁慈、宽容、充满爱的力量，它对你和你周围的每个人都怀有最美好的愿景。虽然你与精神性的关系是非常私人的，但坦诚你对前任的无能为力，并相信有一种比你自己更强大的力量在你身边徘徊，并在幕后给予你帮助，会让你倍感欣慰[米勒，1999；米斯（Myss），2008]。如果你对精神修行有共鸣，或者你愿意探索精神修行，我鼓励你将它用作疗愈过程的一个部分。在戒酒互助会的传统中，大多数聚会都以"宁静祷文"

开场：神啊，请赐予我宁静，让我接受我无法改变的事情；赐予我勇气，让我改变我可以改变的事情；赐予我智慧，让我知道其中的区别。有时可以这么说，一个信徒只需祈求上帝的指引和恩典，就能度过最黑暗的时刻（米斯，2008）。

练习：获得社会支持

鉴于你的支持体系可能正在发生巨大变化，想想你希望谁来加入社会支持网络助你向前迈进。在你最难过的时候，有没有人可以让你依靠？有哪些组织或团体是你更想要联系的？有哪些你想探讨的话题？假以时日，这个网络会让你也得以指导其他人走出前任成瘾症分手的阴影；鼓励他人可以巩固你的自我成长，同时让每个人都感觉良好（戒酒者匿名协会全球服务公司，2003）。接着，在日志中描述你希望获得更多社交活动的方式，并记下你为了寻求支持所做的所有努力，作为自我照护的干预措施。

除了社会支持网络的变化，分手后，你的身体健康也很可能受到了影响。接下来我们就来谈谈这个问题。

关注身体健康

你的身体健康可能是你现在最不关心的事情，但自从分手后，你的身体可能已经变得虚弱（博比，2015；菲尔德，2017）。你可能不再定期锻炼，甚至不去满足基本的生理需求，如洗澡、刮胡子甚至穿衣服等；你可能变得没有食欲、情绪化进食或暴食——就是要么一整天不吃东西，要么只在感觉特别好或特别不好时才吃东西，要么在睡前一时冲动咽下整整一加仑的冰激凌。进行其他上瘾性行为也很常见，因为这些行为往往共同出现（金等人，2020；萨拉特等人，2022）。换句话说，如果你对爱情上瘾，你也可能沉迷于其他成瘾行为，如赌博、吸烟、酗酒、购物、性滥交或网络游戏等，所有这些都会对你的健康和幸福造成负面影响。

这是一个很好的时机，让你认识到身体健康对你的康复旅程是多么重要，因为你需要健康的身体来渡过难关。此后，如果你出现了任何严重的健康问题，请及时就医，同时更重要的是照顾好自己的身体。

练习：变得更健康

想想你的身体和整体健康状况。你是否运动太少或运动过度？你睡得好吗？你长胖了还是变瘦了？你吃了新鲜水果和蔬菜吗？你是否服用了维生素或补充剂以确保摄入足够的营养？在你的日志中描述自分手以来你的身体健康和不健康的表现，然后采取行动。

养成更健康的睡眠、饮食和运动习惯，并将它们作为自我照护的干预措施记录在日志中。

除了照顾好自己的身体，满足心理健康需求也是当务之急。有时，在分手期间，人们会从典型的患得患失症状转变为激烈的破坏性症状，这时他们需要向专业人士寻求帮助［厄普等人，2017；康斯基和艾伦，2018；马歇尔（Marshall），2012]。接下来让我们来谈谈这个问题。

寻找专业治疗师

我始终认为心理治疗是你送给自己的一份礼物。这是你一生中唯一的一段，它的存在完全就是为了让你受益的关系！因此，如果你对心理治疗感兴趣，我鼓励你去寻找一位熟练的心理健康专业人员。也就是说，如果你有下面这些严重症状，请考虑现在就去寻求专业的帮助：

- 你担心自己会伤害自己或他人，并且你已经计划去做。
- 你的症状严重到无法满足基本生理需求。例如，无法下床或不再进食。
- 你感到极度沮丧、焦虑，或因为分手产生了创伤应激反应。例如，你感到紧张不安或时刻保持警觉、难以集中精力，或者对未来失去希望。
- 你不再去上班或上学，或在工作、学习中表现不佳。
- 你酗酒或过量用药。
- 你无法充分照顾被抚养对象，包括子女、老人或宠物。
- 你为了继续与前任保持联系而进行跟踪尾随，即使你的前任要求停止这种行为你也无法停下来。

在你从分手走出来的过程中，配合治疗师进行心理治疗会对你有极大的帮助。我建议你寻找一位具备 CBT 治疗资质、擅长治疗成瘾和亲密关系问题的心理治疗师。如果你有保险，请了解保险覆盖的范围，并仔细阅读治疗师的履历。当你找到一个看起来适合你的，就去预约。如果你的治疗不顺利或感觉不对，没关系，你可以尝试联系另一位治疗师。事实上，你可以联系多位治疗师进行入门治疗，直到找到能给予你支持，同时也能积极推动你向前的那一位。如果你选择接受心理治疗，请将你为之做的努力记录在日志中，作为自我照护的干预措施。

向前迈进

现在你已经能够更有效地控制自己的症状了。你对自己的症状有了更多的了解，通过使用日志评估它们对你生活的影响，并练习一系列新技能以期能阻止它们出现。你还往生活中重新引入了一些积极的、有利于自我肯定的人和活动。祝贺你的努力成果！长此以往，你持续的努力将会得到巨大的回报。

在本书的第二部分，我们将深入探讨你是如何对前任上瘾的，以及是什么让你对他念念不忘。这要求你去审视你对自己、前任以及对这次分手所持有的想法和信念。要想真正地向前迈进，避免与下一个约会对象再次出现这种情况，就必须去挑战你的观念本身所包含的不真实的、无益的内容。

第二部分

挑战让你停滞不前的信念

第 4 章

认清分手的原因

＊ 我的前女友昨晚给我发了短信，这是 3 个月来的第一次。收到她的消息，我松了一口气。有那么一瞬间，我以为我的祈祷应验了，我以为她想和我复合。遗憾的是，事实并非如此。于是，我试着对她设限。我告诉她，我爱她，但现在不能和她通信，以后也不会回复她的信息。这很难做到，但我知道从长远来看这样对我更好。

＊ 我已经 49 天没有联系我的前男友了。彻底接受分手对我来说是个挑战。我一直在想办法引诱他，让他回心转意，而不去面对我们已经分开的现实。所以，我会继续练习，直到接受一切。

＊ 今天我第一次参加了匿名戒瘾互助会。去之前我很紧张，但一到那里，我就感到了慰藉，因为我遇到了其他同样在痛苦中挣扎的人。这让我知道了我并不孤单。我们都在以某种方式努力摆脱过去。

此时此刻，你可能比之前更加了解自己的前任成瘾症状了，也知道它们是如何在你的生活中发挥作用的。你看到了想和前任亲近的欲望会催生出一系列悲惨的想法、渴望、感觉和行为，日复一日，最终让你感觉糟糕透顶。现在，你知道了前任成瘾循环如何作用，并且在积极练习许多技能去阻止它。就像上面故事中的前任成瘾症患者一样，你设定了更清晰的心理边界，获得了更多的社会支持，尝试着去彻底接受分手的事实，并使用新的方式去应对触发因素。这一切可能会很奇怪，因为它给你带来了新的、不一样的感受，但无论如何你都要这样做，因为你决意在没有前任的情况下向前走，只有这样你才能拥有更充实的现在和未来。

你可能也已经意识到，放下前任需要花费大量的时间和积极的努力。也许比你在开始阅读这本书之前所预料的还要多！使用自我监督日志追踪自己每天的经历是一项紧张的甚至有时令人不快的任务，更不用说还要以一种全新的方式去应对自己的症状。这是一项繁重的工作！相信我，我懂的。但我不希望你放弃！你练习得越多，就越容易做到，因为你会变得更加强大、更加脚踏实地，会用更加有效的、自我欣赏的方式应对各种生活状况。这样会让你有更多的时间和精力，去享受生活中存在的美好事物，同时去创建更美好的未来。说真的，这就是这本书的终极目标，而你正在为之努力。

到目前为止，我们一直专注在了解你当下存在的前任成瘾症状，并帮助你感觉更好一些。现在，在本书的第二部分，我们将探讨当初你是如何走到分手这一步的。我们将从揭示你内心对分手的想法开始，因为尽管我们会希望自己什么都想对了——我们的感知和观点都是基于事实并且有效的——但我们的想法往往存在很大缺陷，并不准确。因此，疗愈之旅的下一步就是要你发现、评估并挑战那些让你无法摆脱前任的错误的思维模式。现在让我们开始吧。

视角决定一切

将失去前任视为导致你悲惨的前任成瘾症状的"罪魁祸首"，似乎顺理成章。从某些方面考虑，这是正确的；如果你还和前任在一起，你现在可能不会感觉那么糟糕。但从其他方面考虑的话，这是错误的，因为导致前任成瘾症状的并不是你们关系结束本身，而是你对分手这件事的想法，这些想法燃起或熄灭了你的心痛。

这听起来更像是在玩文字游戏，没什么实际意义，所以让我们来解读一下。从 CBT 治疗的角度出发，分手只是你人生中发生的一件事。我知道——这是一件人生大事，它深刻地改变了你的日常，但它仍然只是一件事而已。就像生活中发生的所有事件一样，它的发生不以你的意志力为转移。它本身没有内在价值，没有意义，也没有分量。它只是一件事，直到你对它做出反应。你如何看待这次分手，将在很大程度上决定你对它的反应。这么说吧，当你想到前任时脑海中立即闪过的想法——就是你记录在日志中的自动化思维——在很大程度上决定了你的感觉好坏，以及你想采取的行动（A. T. 贝克，1976；A. T. 贝克等人，1979；J. S. 贝克，2021）。

举个例子，看看这对你的生活有何影响。想象一下，你的一个朋友上周在当地一家餐馆偶遇了你的前任，看起来好像在和某人约会。一听到这个消息，你感到一阵恐慌袭来，伴随胸口刺痛。你立即发现了这些强烈的症状，于是停了下来，尽可能快地拿出自我监督日志，像这样记录下当时的情况："我的朋友撞见了我的前任和别人约会。"请记住，这一情形只是对世界上正发生之事的一种如实描述，只不过在你内心里引起了某种反应。

确认好这个情况后，记下你的自动化思维——当你想到这种情况时，脑海中立即闪过的想法。这些想法赋予你的经历以意义，它们对你可能有益，也可能有害（A. T. 贝克等人，1979；J. S. 贝克，2021）。例如，当听到你的前任在约会时，你可能会这样想，我的前任已经离开我了。他再也不会回来了。我的人生完蛋了。如果你是这么想的，你觉得你会有什么感受以及想做什么？好吧，如果你和大多数人一样，你会感到极度沮丧，想要去到最近的酒吧或者到床上躺一整天。你的痛苦程度会很高——在我们的量表中能到 9 级或者 10 级。你的最后一篇日志可能是这样的：

> 10 月 6 日，星期三，上午 11:00，无接触第 32 天。
>
> 情景描述：我的朋友撞见了我的前任和别人约会。
>
> 自动化思维：我的前任已经离开我了。他再也不会回来了。我的人生完蛋了。
>
> 症状描述：我感到绝望和沮丧。我想去最近的酒吧借酒浇愁，或者躲进被窝里。
>
> 痛苦程度：9~10 级。
>
> 自我照护干预措施：我要给朋友打电话，以免把自己隔离在床上。听说前任正在和新的对象约会，这对我来说是个很强烈的触发因素，所以我要寻求一些社会支持。
>
> 对症状效果：见到朋友让我对现状有了一些新的看法，这正是我所需要的。

现在，我需要你就完全相同的情况来考虑一下，如果你改变了想法，你的症状会发生什么变化。如果你的自动化思维是"听到我的前任已经开始新的约会，这对我来说很难。但我们已经分手了，他可以做任何想做的事情。尽管这深深地刺痛了我，但我现在需要集中精力治疗自己，在没有他的情况下向前走"。在这个案例中，你可能还是会觉得有些伤心，还是不喜欢前任约会新的对象，但你可能不再那么难过。对你来说，与其把自己关在黑暗的房间里、躲在被子里，不如承认自己的感受，继续过好每一天。因此，在你采取自我照护干预措施之前，你并没有表现出强烈的症状，而且你的痛苦程度也保持在较低的水平，也许是 4 级或 5 级！你的日志可能是这样的：

10 月 6 日，星期三，上午 11:00，无接触第 32 天。

情景描述：我的朋友撞见了我的前任在约会。

自动化思维：听到我的前任已经在约会了，这对我来说挺难的。但我们已经分手了——他想做什么就可以做什么。尽管这刺痛了我，但我现在需要集中精力治疗自己，在没有他的情况下继续向前走。

症状描述：我感到悲伤，我想念他。

痛苦程度：4~5 级。

自我照护干预措施：我正在练习思维阻断，今晚还要做一些额外的自我照护，让我对自己以及我为走出失恋阴影而采取的措施感到高兴。

对症状效果：我会的 CBT 技能越多，我就感觉越强大。

我真正想让你注意的是，情况没有任何变化。两个场景完全一样：你的朋友看到你的前任在约会。唯一改变的是你思考问题的方式！当你改变自己的视角，使其更有益且更能赋予你力量时，你的情绪反应、渴望和冲动也会向更健康的方向转变。这种看似简单却举足轻重的视角改变，会对你的幸福产生巨大的影响（托林，2016；J. S. 贝克，2021）。

好消息是，你一旦意识到自己的自动化思维，就可以评估它们的准确性，并在它们有问题时提出质疑。当你这样做，你的症状自然会减轻——你的情绪不再那么消极或被动，你进行冲动性和强迫性行为的欲望会变弱，你的异常渴望不再那么强烈，你的身体也不再会感到那么紧张、昏昏欲睡和提心吊胆。那么，让我们来学会识别和挑战你的错误想法。

识别前任成瘾的预警思维（Red-Flag Thinking）

CBT疗法的核心假设之一是，不准确的思维会动摇我们的心理健康（埃利斯和哈珀，1997；托林，2016）。作为人类，我们倾向于认为自己的想法是真实的——能够准确地反映现实。不幸的是，在无意识的情况下，我们脑子里每天都会有许多不准确的想法自动冒出来。尤其是我们在强烈的情感痛苦中挣扎时，因为那时我们对自己、他人和周围世界的想法往往消极得不切实际（A. T. 贝克，1976；A. T. 贝克等人，1979）。

每个人的思维方式都有出错的时候。阿伦·贝克博士1976年提出，存在一些典型的错误的思维方式，他称之为认知扭曲（Cognitive Distortions），也就是我说的预警思维。在你阅读下面的例子时，请认真思考其中哪种欺骗性的思维方式最符合你的情况。当某个例子引起你的共鸣时，请在日志中记下来，因为我们很快就要通过练习挑战错误的思维方式了。

否认。安娜·弗洛伊德（Anna Freud），1937 年基于其父西蒙德·弗洛伊德（Sigmund Freud）在 19 世纪末的研究成果（1894 年；2013 年），首次对"否认"这一思维模式进行了详细描述，拒绝相信真相是我们扭曲现实的最常见方式之一。比如，你可能不愿承认和前任的关系已结束，而是想着我们会和好的，他会回来的；你也可能会把前任看作你希望他成为的样子，而不是他真实的样子，你会想着我的前任是最棒的，我爱他的一切。当你否认真相时，你就会忽视，或者公然拒绝客观地看待现实。然而事实是，再多的否认也改变不了现实。

合理化。任何时候，只要你为某个人的——包括你自己的——不可接受的行为编造理由或进行解释，你就是在合理化思维（安娜·弗洛伊德，1937）。比如，如果你的前任出轨了，你可能会为他辩解，解释说如果那个女孩没有向他投怀送抱，我的前男友就不会出轨。你也可能试图用一些正当理由为自己的有害行为进行辩解，比如我昨晚喝了一瓶酒但没关系，因为我昨天一天过得很糟糕，酒精能让我冷静下来；或是我昨晚给前任发了电子邮件，因为他需要知道我的感受——尽管你知道你最好不要和他交流。真相是，即使我们用合理化的方式来让自己感觉好一些，但任何解释都无法让不可接受的行为变好。

情绪化推理。在使用这种错误的思维方式时，你的结论是，你当下的感受准确地反映了你当下的人生境遇（A. T. 贝克，1976；A. T. 贝克等人，1979）。这意味着，当你感觉一件事是真的，它就是真的——强烈的情绪是合理的、合乎逻辑的，是由你今天生活中发生的某些事情引发的。比如，当你悲伤得几乎无法下床时，你可能会想：我很孤独，所以我将永远孤独，我再也找不到真爱了；或者在你上一次和前任吵架后，你可能会想：我太生气了！他们毁了我的生活！情绪化推理让你看不到这些情绪可能是由过去的某些事情引发的，或者实际情况被黑白颠倒。事实是当情绪反应是极端的，它们更有可能与过去未解决的问题或不准确的想法相关，而不是当下的实际情况。

全或无思维。这种预警思维中的非理性观念非常极端，因为它无视了生活中的细微差别。当你发现自己说出"总是""从不""全部""没有""对的""错的"等词时，你很可能已经陷入这种错误的思维方式（A. T. 贝克，1976）。分手后，你通常会把注意力集中在前任身上你爱的那一部分上。你可能会想：我的前任是完美的；如果我们能重归于好，每一件事都会好起来。反之，你也可能只记得分手中不好的事情，可能会想：我恨我的前任；他真是混蛋，他会为如此对待我而付出代价！而实际生活是复杂的。任何事情或任何人都很少非好即坏、非黑即白、非对即错。一般来说，世上充满了灰色地带——你的前任如此，你们的关系如此，你也是如此。

妄下结论。当你在没有足够证据的情况下，就认为自己知晓未来（算命）或能读懂人心（读心术）时，用错误的思维方式很可能得出错误的结论（A. T. 贝克，1976）。经历糟糕的分手后，你认为自己的爱情前景暗淡是很合理的，你可能会想：我再也找不到像我前任那样优秀的人了，或者我前任从来没有真的爱过我。事实上，没有人能通晓未来，你也无法完全理解他人的经历。另外，只有当你将自己的生活看作没有希望的，并做出伤害自己的选择时，你的生活才会暗淡无光。

个人化。在没有充分证据的情况下，就认为他人的行为在某种程度上是你自己的直观写照，就是个人化（A. T. 贝克，1976）。比如，许多前任成瘾症者认为：我的前任不给我打电话，所以显然他们并不关心我过得如何。也许你很难看出来，你的前任不给你打电话或不想复合的原因有很多，而这些原因与他们是否在乎你没有多大关系。他们可能很忙，他们可能认为你们不适合再在一起，他们可能爱上了别人，或者他们也可能正在努力向前走！

抱有这种不准确的思维方式对于正在经历分手的人来说尤其棘手，因为就某些方面来说，你前任的选择可能确实反映了他们想和你在一起的程度。比如，你可能会想：我的前任不够爱我，所以不愿意和我在一起。这在某种程度上可能是对的，但你前任的感受并不能抹消你作为人的可爱或可取之处。事实上，很多人在分手后都会怀疑自己的基本价值，尤其是当我们被抛弃，或作为不希望关系结束的那一方时（佩里卢和巴斯，2008）。这就是为什么为了向前迈进，重建你的自尊和自信至关重要——通过使用本书中的技能，你正在做到这一点。

放大和缩小。当你以一种极端的方式评价自己或他人时，你就陷入了这两种错误的思维模式，分别是夸大消极的一面和贬低积极的一面（A. T. 贝克，1976）。比如，当你因为一时软弱联系了你的前任，你可能会放大或看到最坏的结果，你可能会想：我完全毁了我为了忘掉他们努力取得的进展。或是当你反思自己的症状时，你可能会想：这次分手是发生在我身上最糟糕的事情。又或者是相反的，你可能会贬低自己为忘掉前任所做的努力，说一些这样的话：我都不知道我为什么要费心做自我监督日志，因为我一直在看我前任在社交媒体上发的帖子。所以，我在这件事上失败了。事实上，你为忘掉前任所做的一切努力都值得称赞。偶尔的失误并不能抹杀你一直以来积极做出的改变。你的决心很重要。你的努力也很重要。当你开始感觉好起来，就要感谢你自己。

贴标签。这种错误的思维方式会导致你通过一些全球通用的固定称号来定义他人（A. T. 贝克，1976 年）。这种称号通常是负面的，看起来像是在骂人。比如，你可能会称自己为失败者、瘾君子、傻瓜或可怜虫——你可能也会用同样的词来称呼你的前任！但事实上，人性太复杂了，以至于无法将整个人格和身份都浓缩于单一的标签中。

特殊性悖论。这种思维方式是指将自己视作人世间的例外 [雅洛姆（Yalom），1980]。如果你认为坏事不会发生在你身上是因为你在某种程度上是特殊的，是受到保护不被伤害的，那么你很有可能在使用特殊性悖论。在超出你预期的分手之后，你可能会想：我的前任怎么可能离开我！这不可能发生在我身上！事实是，我们每个人身上随时都有可能发生任何事情，包括恋爱和分手。

接受规范。当你将自己文化中的准则和价值观内化于心，将其视为事实，而不是批判性地思考它们的真实性，你就是在接受规范 [休（Sue）和休，2012]。我们都是在持有某种特定价值观的家庭、社会和文化环境中长大的。比如，如果你在一个重视婚姻的宗教家庭中长大，经历分手或离婚可能会让你这样想：我失败了。离婚是不好的，我活该痛苦。又比如，如果你是一个 40 多岁的单身人士，你可能会想：我没能结婚是我有问题。事实是，虽然你的文化价值观会影响你在社会上受到的待遇和看法，但最终还是由你自己来决定什么对你来说才是最重要的——而这可能与社会要你相信的东西相悖。

以上这些只是你的自动化思维中可能存在缺陷，并会使症状恶化的众多思维方式中的一小部分。接下来让我们把注意力转移过来，来探究前任成瘾的预警思维。

练习：识别你的预警思维

你在自我监督日志中记录自动化思维已经有一段时间了。翻阅你已完成的日志，将你的记录与我们刚刚讨论过的错误的思维方式进行比较。然后，利用你的前任成瘾思维的例子，创建一个"预警思维列表"。准确记录你的思维模式，并记下你对这些思维模式的一切看法。寻找并记录下你常见的错误的思维方式。例如，你经常否认吗？你是否经常将不健康的行为合理化？你是否会给自己或他人贴标签？你是否贬低自己为治疗做的努力，并放大前任在你生活中的重要性？

现在，你已经发现了自己的一部分预警思维，是时候学习如何评估这些思维方式的准确性并对其提出质疑了。

评估思维方式的准确性

归根结底，你要以客观准确的感知来应对生活中的各种情况，而不是让自己陷入前任成瘾循环。就像优秀的侦探在破解谜团一样，你要做的就是检测自己的想法的准确性，寻找支持或否定每个思维方式的数据。只要有证据表明你的思维方式是错误的、有误导性的或有缺陷的，你就要去挑战它（J. S. 贝克，2021）。我并不是说你应该一直保持积极乐观——分手仍然是一段非常困难的经历——而是说你要让自己的思维方式能够准确地、有助自我强化地反映出你的情况（埃利斯和哈珀，1997）。

在开始评估你的思维方式之前，你要问自己两个基本问题。第一：我的想法准确吗？回答这个问题时，你要寻找能证明你的思维方式正确与否的证据。第二：我的想法有益吗？回答这个问题时，你要确定你的思维方式是在使你的症状好转还是恶化。为了帮助你掌握这个技能，让我们以利

亚姆 的故事为例进行练习。

利亚姆今年 52 岁，英俊潇洒，戴着一副时髦的线框眼镜，他在拉斯维加斯一家大型酒店灯火通明的会议室里认识了乔斯。当乔斯登台演讲，他在众人面前的风度翩翩深深地吸引了利亚姆。那天下午茶歇的时候，两人开始眉目传情。当天晚上，两人约在乔斯的房间见面，由此开始了长达三年多的地下恋。

乔斯是个花花公子，他不想做出任何承诺。让乔斯保持专一的挑战使得这段关系对利亚姆来说充满了刺激和诱惑，但结果也令他心碎。随着时间的推移，利亚姆变得越来越不自在，因为他知道乔斯还有其他情人，但一想到要离开乔斯又难以忍受。到了最后，利亚姆告诉乔斯，他不想再见面了，除非他们能互相坦诚。当利亚姆设定他的关系界限时，乔斯断然拒绝了。虽然利亚姆理智上认为分开是正确的选择，但他发觉自己完全沉迷于乔斯。

为了克服他的爱情上瘾症，利亚姆检查了自己的自动化思维是否准确，以及这些思维模式对症状的影响。让我们来看看他的一篇日志：

9 月 21 日，星期日，上午 11:00，无接触第 45 天。

情景描述：我将在不到一周的时间后做一次演讲，需要好好准备。

自动化思维：我无法停止对乔斯的思念；这次演讲是一个触发因素。我非常想念他。没有他我活不下去。

症状描述：我感到极度悲伤。我想给他打电话，想听听他的声音。

痛苦程度：8 级。

自我照护干预措施：我选择熬过想见他的渴望，并练习全然接纳的方法，接受关系已经结束的事实。

对症状效果：我的痛苦程度下降到了 6 级，我知道我可以渡过这个难关。

在研究利亚姆的自动化思维之前，我们首先要问那两个问题：这种想法准确吗？这种想法有益吗？利亚姆的前两个自动化思维（我无法停止对乔斯的思念，这次演讲是一个触发因素。我非常想念他。）似乎诚实地反映了他的感受和愿望，他能意识到这次演讲是一个触发因素也很棒。但是这些想法并没有起到什么用，因为它们让利亚姆更加想念乔斯，更加渴望乔斯，从而使他的症状加重。最后一个自动化思维"没有他我活不下去"是一个预警，表明利亚姆正在对自己的未来妄下结论，并放大了乔斯对他生存的重要性！此外，这两种思维方式对治疗都无益。因而他的想法需要转变。

让我们再看看利亚姆的另一篇记录。我们再次通过询问利亚姆的想法是否准确、是否有益来对他的思维方式进行评估。

> 9 月 26 日，星期五，晚上 10:00，无接触第 50 天。
>
> 情景描述：我独自在家为明天做准备。
>
> 自动化思维：也许成为他众多情人中的一个也不错，也许我做他的情人比什么都不做更快乐。我将永远忘不了他。我将永远单身了。
>
> 症状描述：我感到困惑和恐慌。我为他不愿让我成为他的丈夫而生气。
>
> 痛苦程度：9 级。
>
> 自我照护干预措施：我要去洗个澡，利用思维反刍时间发泄一下情绪，然后练习思维阻断，因为我需要集中精力准备明天的演讲。
>
> 对症状效果：我的痛苦程度降到了 5 级，我又能专心工作了。

目前还不清楚利亚姆的第一个自动化思维对他来说是否正确（也许成

为他众多情人中的一个也不错，也许我做他的情人比什么都不做更快乐）。但是，当你想要专一，却爱上了一个不想专一的人，这种感觉并不好，所以这样想对他没有帮助。他后面两个自动化思维"我将永远忘不了他，我将永远单身了"都应引起预警；它们反映的是情绪化推理和妄下结论，对治疗绝对没有帮助。

练习：错误的思维方式的代价

拿出你的日志，回顾一下你创建的预警思维清单。为了检查你的错误思维方式的代价，请问你自己两个评估性问题：这种想法是准确的吗？这种想法有益吗？你已经知道，你的预警思维并不准确，所以希望你能看到，针对第一个问题，所有的预警思维都应该回答不是！至于第二个问题，请你看看每种思维方式是如何影响你的症状的。这样想会否让你想要联系前任？会否让你更渴望前任？会否让你感到更加抑郁、焦虑、悲伤、愤怒或沮丧？会否让你想要做出有害的行为？找出每种预警思维对你的影响，并描述你的观察结果。将此练习作为自我照护的干预措施记录在日志中。

更加清晰地思考

现在，你已经识别出自己的一部分预警思维，并了解了它们是如何使你的症状恶化的，是时候向它们发起挑战了。用CBT术语来说，这叫作认知重建（Cognitive Restructuring）：指通过转变思维的模式，使其变得尽可能准确和有帮助的过程（A. T. 贝克，1976；A. T. 贝克等人，1979）。要做到这一点，你需要使用阿尔伯特·埃利斯博士（埃利斯和哈珀，1997）提出来的"3Ds 疗法"，即检测（Detect）、辩论（Debate）和判别（Discriminate）。你已经检测或识别了预警思维。现在，你要通过找出佐证真或假的证据来辩论每个思维方式的准确性，然后通过用准确的、有助自我强化的方式改写你的思维模式，来判别其真假。做完这些后，来看看调整思维模式对你症状的影响。希望你会发现自己的情绪反应减少了，渴望减少了，做出有害行为的可能性也降低了。

这需要一些练习，让我们以利亚姆的思维为例。他通过查看已完成的日志，发现了三个非常不准确且无益的预警思维：没有他我活不下去，我将永远忘不了他，我将永远单身了。利用"3Ds 疗法"，利亚姆这样挑战他的第一个预警思维：

检测：
 没有他我活不下去。

辩论：
证明这种思维方式是正确的：
 自从我们分手后，我就患上了前任成瘾症，所以我很难在没有乔斯的情况下活下去。

证明这种思维方式是错误的：
 在过去的 50 天里，没有乔斯我也活得好好的，所以没有他我也能活下去。
 在遇到乔斯之前，我的生活很充实，所以没有他我也活得很好。
 没有他，我可能不想活了，但我有能力做到活下去。
 无论我和谁约会，我始终拥有自己。我自己才是唯一那个我离不开的人。

判别（根据收集到的证据，创建更准确、更有益的思维方式）：

我深爱着乔斯。我想念他，分手后我一直在挣扎。但过去没有他我能活，现在没有他我也能活下去。归根结底，无论有没有他，我都有责任为自己创造有意义的生活，而且我也在积极努力地做到这一点。

正如你所看到的，一旦利亚姆真的找证据来证明他的思维方式是正确的，他就会发现并没有多少数据来支持其准确性。恰恰相反的是，有很多证据表明他的思维方式是错误的！看到这些数据后，利亚姆创造了一个更准确、更有益的视角，来挑战这个预警思维。随着他练习修正自己的思维模式，他的症状逐渐减弱，利亚姆日渐感到更加踏实和自信。

接着让我们用利亚姆的第二个预警思维再次练习一次"3Ds疗法"：

检测：

我将永远忘不了他。

辩论：

证明这种思维方式是正确的：

我现在还没忘了他。

证明这种思维方式是错误的：

如果我练习正在学习的技能，我就能忘了他。

我曾经经历过失恋，也曾找到继续前进的方法。

如果我专注于自己，努力创造没有他的生活，长此以往，我可能会感到更好。

判别：

我今天还没有忘掉乔斯。但研究表明，如果我使用 CBT 技能来消灭我的症状，我总能忘了他。因此，如果我练习这些技能，我迟早能忘了他。

通过观察证据，利亚姆发现，他的这种思维方式是在预测未来，把预测结果当作事实，而他并没有找到任何证据来证明这个预测的真实性。在他挑战这个预警思维时，他对自己的感觉更好了，对未来也更有希望了。

让我们看看利亚姆最后一个预警思维：

检测：

我将永远单身了。

辩论：

证明这种思维方式是正确的：

我现在单身。

证明这种思维方式是错误的：

在乔斯之前，我约会过很多人，等我准备好了，我就能再去约会。

我不必永远保持单身。恋爱是一种选择。

我当初遇到乔斯，并被他所吸引，所以我很有可能在未来遇到另一个我觉得有吸引力的人。

判别：

我现在单身，但我和很多我喜欢的人约会过。等我准备好了，我可以选择去约会，试着找另一个伴侣。我不必永远单身。

在使用"3Ds 疗法"调整出更准确、更有益的思维模式后，利亚姆的症状减轻了许多。他仍然感到悲伤，仍然希望自己能与乔斯在一起，但他的观点开始转向更诚实、更自强的方向。

练习：挑战预警思维

就像我们为利亚姆所做的那样，请用"3Ds 疗法"来评估和挑战你的预警思维。你可以在日志中记录，也可以使用我的"挑战你的前任成瘾思维工作表"（在本书网站上下载：http://www.newharbinger.com/50379）。对于你发现的每一个预警思维，采取以下步骤使它们变得更准确、更有益：

- **检测**：识别出你想要转化的自动化预警思维。
- **辩论**：考虑支持该思维方式的证据（表明其正确的迹象）和反驳该思维方式的证据（表明其错误或被歪曲的迹象），以确定该思维方式是否准确。（你很可能会找到更多的证据来证明它是错误的，而非正确的！）
- **判别**：将正确与否区分开来后，以诚实、自我肯定的方式重写你的想法，重塑你的思维模式。

进行练习后，看看改变想法对你症状的影响。你感觉好些了吗？你对前任的渴望没那么强烈了吗？你感觉更踏实、应激更少了吗？写下你的症状和体验中即刻以及日后发生的任何变化。一旦意识到自己的思维方式不正确或无益，尽早练习"3Ds 疗法"，在日志中记录下你的努力，作为自我照护的干预措施。

向前迈进

学会评估和改变自己的思维方式，是打破前任成瘾循环和减轻症状的关键。长此以往，自动化思维的转化自然会使你的世界观更加准确、让你更加重视自我价值。请记住，让你在分手时给自己加油打气，积极乐观地去渡过难关，这并不是去挑战预警思维的目标。你当然正在经历一段艰难的过程，认识到这一点有益健康。我们的目标反倒是，让你的思维方式尽可能准确和有益，这样的话，你体验的所有负面情绪都可以算是对分手的真实反应。你没必要因为一些根本不真实的想法，而浪费精力去感受糟糕的情绪，不会是你想要的！

在下一章中，我们将根除你的一些更顽固的预警思维。有时，你可以理性地发现自己的想法并不正确，也没有什么益处，但不知为何，它们仍然感觉像是对的。要想改变这些更顽固的预警思维，我们需要深入挖掘，揭露你关于前任的一些基本信念，这些信念正是你的错误思维方式的驱动力。

第 5 章

看清前任的真相

* 我已经有一年没见过我的前女友了。在一个下雨的周六晚上，她的到访让我再一次跌入谷底。我们试图像朋友一样相处，但这只能是一场灾难，因为我们不是朋友——而是试图演得像朋友的旧情人。当时，我一度以为我能挽回她。而当我提出复合时，她明确表示我们已经结束了，然后就离开了。我开始恐慌。我的大脑飞速运转着，大口大口地喘气。我想出门去追她。现在回想起来，我的想法真是有问题。事实是我无法把她追回来，因为她不再想要我了。承认这一点真的很伤人心，但我需要看清真相，然后才能继续前进。

* 在遇到我的前男友之前，我一度认为自己找不到真爱了。当时我去接女儿放学，已经很晚了，而他正在外面的草地上跟他的孩子们踢足球。我记得当时是这么想的，我就想要一个像他那样的伴侣。我们约会了几年，直到分手我仍然确信他就是我的唯一。直到有一天，我发现我心目中的他和现实生活中的他完全是两个人。

* 我已经快 7 个月没和前男友说过话了。昨晚，我赴了分手后的第一次约会。在一家新开的讨人喜欢的餐厅里，我和约会对象坐在角落的桌子旁，面对面，看起来这将是个完美的夜晚。他很可爱，也很友好。事实上，他很棒！但我满脑子想的都是，他不是我的前男友，没有人能和我的前男友相提并论。

在你与前任交往的某个阶段，你可能认为他对你来说是完美的。就像上面故事中的前任成瘾者一样，你可能会确信自己找到了灵魂伴侣、人生伴侣或是最好的朋友。你们会永远在一起。你以为你们的关系注定天长地久，因为你们深爱着对方。不幸的是，正如你现在应该已经清楚的那样，我们的想法往往是充满错误和不准确的。利用你从自我监督日志中收集到的数据，你越来越能发现自己错误的预警思维，并能活用"3Ds 疗法"对其进行评估——对这些思维方式进行检测、准确性辩论以及真伪的判别，会便于你日后从更诚实的角度去看待分手。

你在练习让自己的思维更准确、更有益时，可能会注意到，你的某些想法是比较容易转变的：你一发现该类预警思维，在确认证据后就能迅速修正它。希望同时你也注意到，这样做之后你会感觉更好，因为这改变了你的前任成瘾循环——你的症状会随着你视角的改变而发生改变！但你可能也注意到了，某些预警思维似乎特别顽固。当你查看证据时，即使你理智上知道它们不对，但它们仍然看起来像是对的。例如，如果你注意到自己有"我没有前任活不下去"这样的想法，理智上你知道这不对。过去没有前任你也活得很好，现在没有前任你也活得很好，将来没有前任你也能活得很好！但这种想法仍然看起来像对的，而这会让你感到难以继续前进。

这些顽固的预警思维通常较难改变，因为它们源于你对前任和恋爱关系所持有的一些更深层、更基本的信念。在自动化思维之下，你对自己和他人做出的一些刻板的结论，被称为图式（Schemas）或核心信念 [Core Beliefs。A. T. 贝克等人，1979；J. S. 贝克，2021；扬（Young）、克洛斯科（Klosko）和魏斯哈尔（Weishaar），2003]。这些信念存在于你的自觉意识之外，但却有着难以置信的力量，因为它们影响着你对人生的看法。把你的思维模式想象成一座冰山：核心信念就是冰山之下更大的深层冰团，它支撑着你的那些可见的、冰冷的预警思维。要想改变你最顽固的预警思维，就必须去发掘你对前任以及分手本身抱有何种信念，因为这些信念支撑着你脑中的思维（A.T.贝克等人1979；托林，2016）。因此，接下来我们要深入研究你的核心信念。

关于前任的错误信念

你现在已经都知道了，恋爱是你一生中能拥有的最令人陶醉的自然体验之一——是你与一个特别的人在情感、性和身体上相关联，而这个人会消耗你的能量（费希尔，2004）。通常，约会的最初几个月你会感到最为陶醉，也就是所谓的"蜜月期"（费希尔，2016）。一部分原因是你完全沉浸在一种新的体验中，这种体验刺激着你的身心和大脑，让你感到非常美妙！但这也是因为在这段时间里，你最容易对你的恋人产生错误的、理想化的信念，这种信念会让你更想要与他在一起。

这是什么意思呢？在恋爱初期，你还没有真正了解你的爱人。你只知道他们选择性分享的那些信息，你通过观察他的饮食喜好、言谈举止甚至穿着打扮，得出一些关于他的结论。但事实是，在恋爱初期你通常对约会对象知之甚少。当这个人是你喜欢的或感觉被吸引的时候，你往往会用你希望他成为的样子来填补信息空白——仿佛他具备你理想伴侣的特征——而不是看到他真实的样子。这就是为什么当你恋爱时，大部分你相信的东西都过于积极、高度理想化，并且相当不准确！

你可能已经对你的前任下了许多错误结论，这些结论导致了更多顽固的预警思维，让你陷入前任成瘾循环。当你读到我在爱情上瘾的人身上最常观察到的一些错误信念时，看看哪些与你的经历有共鸣。请记住，你并不一定认为这些信念是正确的，但它们往往潜伏在表面之下，使你的预警思维看起来像是正确的，即使它们并非如此！

错误信念 1：我的前任是最棒的。当你坠入爱河时，你可能认为你的前任非常棒，甚至可能是你遇到过的最好的人。坠入爱河的奇妙体验之一就是认为某人出类拔萃，很难想象你会爱上一个你认为平庸或低于平均水平的人！因此你可能会把前任捧上天，认为他很特别、很重要，比其他约会对象都要好（梅洛迪、米勒和米勒，2003）。这样的话，你就高估了你的前任在世界上的普遍重要性，因为你发现他是如此迷人、风趣和令人神往。即使你们在一起时他做了令人讨厌的事情，也变得没有那么糟糕，因为你对他的看法是如此积极。当你相信他是最棒的，这不仅让你更爱他，也让你对自己感觉更好，因为你正与这个你认为不可思议的人关联在一起。这种核心信念驱使你产生了一些顽固的预警思维，比如没有人像我的前女友那么好，没有任何人能和她相提并论，也没有其他人能像她那样让我有感觉。

事实上，你的前任只是一个普通人，和我们其他任何人一样充满缺点。他可能在一些奇妙的方面很特别、很独特，但把他看得比所有其他人——包括你自己——都重要，会让你在分手后觉得自己从根本上就不受欢迎，因为你不再隶属于这个理想化的人。此外，对前任持有过于积极的看法，会使他在你的生活中拥有过多的权力，使你希望获得他的认可。比如，当你重新开始约会时，新的潜在对象没有机会给你留下深刻印象，因为你已经认定没人能有你的前任那么好！继续认为前任是最好的想法对你无益；这既不正确，也无益。

错误信念 2：我的前任是完美的，也非常适合我。在恋爱关系的某个阶段，你可能会认为你的前任是完美伴侣——甚至是个完美的人！在恋爱初期，我们往往会在脑海中构建一个梦中情人。在你看来，前任可能是你的拯救者，是受人尊敬的专业人士、知识分子、榜样，甚至是爱宠人士。你关于他的所见、所信有一部分是真实的；你的前任可能真的是你一直憧惯的运动达人或浪漫旅行家。但无论你看到了什么，它都会去贴合你心目中的完美模型，而不会去准确捕捉你的前任在这个世界上真实存在的样子。这种核心理念驱动了像"我的前任是我唯一的真爱""当他表现得像个混蛋时，其实并不是真实的他——他的内心真的很棒"等预警思维。

事实上，你的前任并不完美，没有人是完美的。鉴于你们已经分手，说明你的前任也不适合你，至少今天不。回顾你们的关系，你可能由于专注于前任身上你所爱的部分，而选择性地忘记了他身上很多不合你意的部分。就算你真的看到了缺点，你也会忽略它，甚至觉得它很迷人。比如掰手指关节、大声吞咽、做完三明治后把厨房水槽弄得一团糟，或者开完你的车却从不把油箱加满，这些讨人厌的习惯在你的前任身上是可爱，但在其他人身上就只剩讨人厌了。为了保持他在你心目中的完美形象，你甚至会在他对你不好时，为他找理由开脱（梅洛迪、米勒和米勒，2003）。如果当你回顾你们的关系时，你想不起分手的原因，也想不到任何前任的负面特质，那么你很可能持有这种错误的信念。

错误信念 3：前任的选择反映了我的价值。当你恋爱时，通常会与伴侣建立情侣身份，以显示你们是一体的 [莱文（Levine）和赫勒（Heller），2012]。当你与某个人建立恋爱关系并共创生活时，这一过程是有益健康的。你将生活方式转变为情侣模式，以显示你是谁，你的伴侣是谁，以及什么是适合你的。问题在于，你同时也可能错误地认为爱人的感受、想法和行为反映了你和你的价值。你可能会对前任的选择、观点和行为过度敏感或反应过激，因为他所做的一切都让你觉得是对你的人身攻击，即使这些往往都与你无关。如果你的前任不想和你在一起了，你可能会发现自己会把这个决定归咎于自己，或为了让他回心转意而改变自己，即使这意味着你要不忠于自己。比如，为了赢回他的好感，你可能不再与前任不喜欢的人做朋友，或者改变自己社交时的穿着或行为方式，或者在性方面委曲求全。这样的核心信念会导致一些顽固的预警思维，比如没有前任我什么都不是，如果前任不爱我那么我就没人爱了。

有时很难不掉进这个陷阱，尤其是在对爱情上瘾的分手期间。从文化传播上来说，"当两个人相爱，他们就会合为一体"的观念得到了社会的强化，助长了"没有伴侣，你就不完整"的错误观念（费希尔，2004；费希尔，2016）。然而事实是，你前任的行为、感觉和想法根本上只反映了他们是谁，而非你是谁。你的前任与你是两个不同的个体，他们有自己的身份、感受、想法和经历。更重要的是，无论你的前任是爱你、喜欢你、觉得你很棒，还是不想和你有任何关系，你的价值不会改变，你的价值只由你自己决定——它不取决于你的前任，从来都不是。

错误信念 4：我的前任会改变，或我可以改变他！ 如果你真的不喜欢你前任的某些方面，而且你也知道这一点，那么你很可能有这么一个基本信念，认为他会改变。或者更乐观地想，你可以改变他！即便是现在，你仍然可能相信你可以让他改变——重新爱上你、更需要你、不再酗酒、更加深情、向你倾诉所有爱意、更加浪漫，或者更能共情。这种信念还会让你错误地认为复合是皆大欢喜的！从这种信念中诞生的顽固的预警思维包括：我的前任会回到我身边的、我可以让他重新需要我、他只是需要时间来回心转意、他会改变的。

事实上，你无法迫使任何人改变。当人们主动想要改变，或是主动选择改变，并愿意每天付出努力来实现，他们就会做出改变（诺克罗斯、克雷夫斯和普罗查斯卡，2011）。你的前任有可能会做出改变，你们甚至有可能在某一天复合，并且建立健康的关系。但是就算这些情况发生了，那也是因为你的前任选择去改变，你也选择去改变，同时你们两个有意识地去努力建立一种更有效的关系，而不是因为你改变了你的前任。

错误信念 5：与前任吵架意味着他们爱我。 相比稳定的关系网络，许多前任成瘾者更乐于接受混乱关系中的高潮和低谷（博比，2015；费希尔等人，2016）。这是成瘾本质的一部分；你的大脑对新刺激的反应比对旧的、更可预测的刺激来得更兴奋。换句话说，当你处于紧张状态、从事新工作或处于不那么安全的关系中时，你的身体会接受更多刺激（费希尔，

2016）。因此，尽管你自觉不喜欢争吵或冲突，但你与前任的关系越不稳定、越不可预测、越混乱，你就越有可能继续执着于他们。

事实是，你与前任之间的激烈冲突并没有反映出安全、牢固的爱。在这种信念的驱使下，持续存在的预警思维包括：如果我们不是那样爱着对方，我们就不会这样吵架；我的前女友之所以这样做，是因为她那么爱我。只要你和前任发生了争吵、冲突，甚至虐待等戏剧性事件，并将其归咎为你们彼此深爱着对方，你就很可能是被这种核心信念所迷惑了。

错误信念 6：我需要前任才能完整。热恋再分手后，你很可能会经历一段迷茫的时间。你感到生活中的一切都平淡无奇、缺乏意义，从而相信自己需要前任才能幸福和完整（博比，2015）。这种错误的信念会让你产生"如果我还和前任在一起，一切都会好起来""我需要前任才能幸福"等预警思维。

事实是，你并不需要你的前任也能过上充实的生活。事实上，如果你在与自我的相处中都无法做到心态沉稳且有安全感，你将很难与任何人建立健康的关系。如果你的幸福和价值的实现依赖于他人，这种想法也会让你陷入失败的境地。任何时候，只要你向外寻求完整和被治愈的感觉，就会失去自己的力量。任何暗示你需要前任才能完整和满足的预警思维都是由这种错误的信念所驱动。

错误信念 7：如果我的前任足够爱我，我们的关系就会长久。我们大多数人希望，爱足以让一段关系长久，我们希望爱情能战胜一切。对某个人的热情为一段关系奠定了基础，因此这段关系注定长久。如果你的前任足够爱你，他就永远不会离开。他会从爱中获得激励，从而成为最好的自己。他会想方设法复合，因为他不能没有你。这种错误的信念驱动了"如果我的前任足够爱我，他们就不会离开""只要我们彼此相爱，就能和好如初"等预警思维。

事实是，要建立一段健康的关系，光有爱情是不够的。对很多人来说，爱情是建立恋爱关系的必要条件——你希望你会对约会对象充满热情——

但它远不足够维持一段健康的关系。爱情并不总是必要条件：许多包办婚姻都是基于人们相似的价值观，而不是爱情，这些夫妻中的许多人都拥有美满、成功的亲密关系 [里甘（Regan）、拉坎帕尔（Lakhanpal）和安吉亚诺（Anguiano），2012] ！因此，当你的预警思维暗示"如果你的前任更爱你，你们的关系就会长久"时，你就陷入了这一错误的信念。

其中一部分关于前任的错误信念是否也存在于你身上？你是否将前任视为理想伴侣？你认为他是你唯一的完美伴侣吗？你是否认为他对你的看法在某种程度上反映了你的实际价值？你是否相信他会改变？现在让我们来识别出你的一些具体的错误信念。

练习：关于前任的错误信念

通过观察上面的例子，试着在日志中描述你对前任的一些错误信念。通过叙述一些能突显这些错误结论的事件、观察或例子，以及它们是如何影响你的，将它们总结出来。花点时间好好深入研究你的信念。你可能不会自觉相信它们的真实性，因为它们藏在表面之下（还记得冰山的比喻吗？），但它们却驱动了你最顽固的预警思维。将此练习记录在日志中，作为自我照护的干预措施。

既然你已经逐渐意识到自己对前任有一些错误信念，我们就要把它们与你的预警思维更直接地联系起来。这可能比较棘手，所以我们要一起练习。

将预警思维与错误信念关联起来

意识到并改变对前任的错误信念，要比转变自动化的预警思维难得多，主要有两个原因。首先，你的核心信念通常并不明显，因为它们是如此基础（A. T. 贝克1976；J. S. 贝克，2021）。它们藏在水面下！因此，它们不太可能直接出现在你的自我监督日志中；你必须通过最顽固的预警思维来追踪这些错误信念，并确定是什么在驱动它们。其次，不像自动化思维——可以通过自己对当下生活状况的反应来评估，核心信念是在你之前的整个人生中形成的（J. S. 贝克，2021）。因此，改变关于前任的错误信念关系到要转变影响你最深的儿童期教育——这是一项更具挑战性、更加复杂的任务，我们将在下一章去解决这个问题。

鉴于核心信念比自动化思维更难转变，要清除它们的最佳方法之一就是将你最顽固的预警思维——你越来越容易意识到它们——与你对前任做出的错误结论关联起来，这样我们就可以同时挑战它们。这需要一些练习，让我们以阿基拉的故事为例，来说明该如何做。

阿基拉刚到达邻居们的年度假日聚会，就注意到了迈克。真正引起她注意的并不是他孩子气的笑容或过长的头发，而是他穿着一件丑陋的毛衣并且毫无自觉——毛衣上甚至还缠着驯鹿角的闪光灯泡。交换了眼神后，迈克做了自我介绍，接着他们开始了一场激烈的调情。没用几周，阿基拉就被迷住了。她喜欢迈克的机智、幽默、自信和野心。他们在一起时，生活变得更加有趣；他们都喜欢寿司、喜欢看喜剧表演和科幻电影；他们的性生活也令人难以置信地棒。但他们也有很大的不同。迈克性格外向，他加入了几个男女混合的运动队，每周有很多个训练结束后的晚上都会去酒吧聚会。阿基拉性格内向，她喜欢抱着一本好书和一杯菊花茶躺在沙发上，而不是泡在酒吧里。他们的文化背景不同，所以对两性不同角色定位的看法也有区别。然而，他们的差异也让他们的关系更加有趣。他们甚至开玩笑说"疯狂的派对男孩"在和"严肃的亚洲女孩"约会。

几个月后，他们的蜜月恋情开始让位于严峻的现实生活。迈克几乎每次练习结束后都会醉醺醺地来到阿基拉的住处，这让她日渐担心起来。此外，当她无意间听到迈克与朋友谈论他所在球队的"新辣妹"时，她因为迈克与其他女人的交往感到越来越不舒服。当他们为此争论，阿基拉既觉得压力很大，又很享受随之而来的和解式性爱。然而，阿基拉的一些行为表明她感到越来越不自在。她开始穿着更暴露的衣服去看迈克的比赛，有时在迈克训练结束后，她会和他一起去酒吧，尽管为此她不得不翘掉自己最喜欢的瑜伽课。尽管有这些挣扎，阿基拉仍相信他们是注定要在一起的一对，并认为他们之间的这些冲突是正常的，因为"所有的情侣都会遇到问题"。

在一起大约 9 个月后，迈克告诉阿基拉，他不想再和她在一起了，因为阿基拉变了；她变得很黏人，并且"不接受他现在的样子"。阿基拉简直无法相信迈克如此轻易就看开了，甚至祝福她一切顺利，还说他希望他们能成为朋友。她很快发现自己陷入了前任成瘾循环。她被对迈克的思念所占据，拼命想要复合，并因分手而在感情上受到创伤。

根据她的自我监督日志来看，阿基拉最顽固的自动化思维是"没有迈克，我什么都不是；他从来没有爱过我，因为如果他爱我，就不会这样离开我；如果他不想要我，就没有人会想要我了"。你大概能轻易地发现，以上所有这些都是预警思维，其中没有一个是准确或有益的想法。然而，尽管阿基拉理智上知道自己的想法是错的，但她仍然感觉这些说法是对的。假设这些思维方式是由一些错误的核心信念所驱动的，我们深入挖掘然后发现了阿基拉认为迈克对她来说是完美的，并把他捧上天。为了维持这些关于他的信念，她经常对那些她不喜欢的部分视而不见，包括他酗酒和对其他女人的评论。当他们为这些问题争吵时，阿基拉告诉自己他会改变，并认为这种拉扯反映了他们非常相爱。在某种层面上，她确实相信自己需要迈克才能快乐，而没有他，她作为人的价值就会降低。

当阿基拉开始了解自己的思维模式，她试着练习将自己的预警思维与支持它们的错误核心信念关联起来：

顽固的预警思维：没有迈克，我什么都不是。

驱动这种思维方式的错误信念：这源于我的信念，我认为迈克是最棒的。我高估了他和他对我的评价，好像他决定了我的价值，我需要他才能完整无缺和快乐。

顽固的预警思维：他从没爱过我，不然他不会这样离开我。

驱动这种思维方式的错误的信念：这源于一种错误的信念，即认为爱情足以让一段关系长久。我还错误地认为，他的选择是对我的人身攻击，并且抹除了我们过去的联系；而不是将他的选择视作他在表达他是谁以及他现在想要什么。

顽固的预警思维：如果他不想要我，没人会想要我了。

驱动这种思维方式的错误信念：这触及了我的错误信念，即迈克的观点定义了我——好像如果迈克不想要我，我就没有价值了，或无法遇到另一个恋爱对象了。

顽固的预警思维：争吵反映了我们对彼此的爱有多深。

驱动这种思维方式的错误信念：这源于我的信念，我认为争吵的高低起伏反映了爱的起伏。

当你观察阿基拉的思维模式时，你可能会发现她对迈克的错误信念是如何支持和鼓动她顽固的预警思维的。此外，阿基拉的不安感日渐增加，尽管她并不清楚自己在做什么，以及为什么这么做：她开始穿更暴露的衣服来吸引他的注意，并放弃了自己喜欢的活动，例如瑜伽。随着阿基拉学会识别她对迈克的错误信念，并看到这些信念对她的思维、行为和情绪的影响，她不仅更容易在当下去挑战她的预警思维，随着练习的时间增加，她对迈克的信念也变得更准确、更有益。

通过找到你对前任持有的一些有根本缺陷的信念，去转变你对前任的叙事，可以改变你对分手的全部体验。消除你内心对前任的欺骗性幻想，将有助于你放手并继续前进。

练习：将预警思维与错误信念关联起来

> 就像阿基拉所做的那样，你要尝试将你的预警思维与相应的错误信念关联起来。首先，在日志中写下你最顽固的预警思维。接下来，试着找出驱动这些思维的关于前任的错误核心信念。例如，如果你的预警思维是"我再也找不到像我前任一样好的人了"，那么它可能来源于"你的前任是最棒的"这个核心信念；如果你的预警思维是"没有前任我活不下去"，它可能来源于一个有缺陷的核心信念，即你需要前任才是完整的，他们定义了你的价值。浏览你的清单，尽可能多地将顽固的预警思维与相应的错误核心信念关联起来。将此练习记录在日志中，作为自我照护的干预措施。

当你审视自己关于前任的错误核心信念时，希望你真的开始看到自己关于前任的想法是错的。这对你的疗愈之旅固然重要，但也可能会让你产生这样的疑问：关于我的前任和我们以前的关系，哪些才是真实的？虽然答案会因人而异，但我想提醒你一些关于你和你的分手的基本真理，这些真理可以帮助你建立一个更自强、更公正的世界观。接受这些信念也会帮助你重建自尊，让你更容易放下前任、继续前进。

拥抱分手的真相

当涉及有关你的前任和这次分手的错误信念时，你的终极目标是用关于人性的正确**真理**来取代这些信念（埃利斯和哈珀，1997）。我之所以强调"真理"，是因为它们是关于人的基本现实。因而它们适用于我们所有人！因此，请尽可能地经常提醒自己以下几点：

- 你的个人价值和你同前任在一起时一样大。

- 你的前任并不完美，也不适合你，至少今天不是。
- 你的前任和他们对你的看法并不能决定你的价值或可取性，他们也从未决定过。
- 你对前任无能为力，你无法让他们重新爱上你或需要你。
- 你无法改变你的前任，只有他们自己可以选择改变自己。
- 你和你的前任是不同的人，各自有各自的背景、身份、目标和经历，你不需要他们也能生存。
- 你不需要和前任在一起，就能拥有充实的现在或未来。
- 你有能力通过做出不同的选择来改变自己的人生。

　　每当你与那些关于前任或分手的不准确的、无益的信念——比如你需要前任才能完整、他们对你来说是完美的、爱足以让你们的关系长久——作斗争时，将它们替换成上面的一个或多个真理。

　　将这些真理融入你的世界观的一个好方法，是用"3Ds疗法"来处理你的错误信念。就像处理你的自动化思维一样，用你之前列出的清单来检测错误信念；然后与它们辩论，寻找它们是真是假的证据；最后辨别它们的真假，使用上面的真理让你的思维变得更健康、更准确。再看看你的症状是否有所改善。

　　让我们用阿基拉关于迈克的错误信念来说明这个过程。大家可能还记得，阿基拉认为迈克是最棒的，对她来说是完美的，让她变得完整。她还相信，爱足以让一段关系长久，他们的争吵反映了他有多爱她。当阿基拉应用"3Ds疗法"来对付她错误的信念时，看起来是这样的：

检测错误的信念：

　　迈克是最棒的，他是我的唯一。我需要他出现在我的生命中，这样我的生命才会完整和充实。爱足以让一段关系长久。争吵反映了我们有多爱对方。

辩论错误的信念：

证明这些信念为真的证据：

迈克是让我有这种感觉的人。这是一种特殊的联系，我可能再也找不到了。

证明这些信念为假的证据：

迈克只是一个普通人，和我们一样有缺点。他并不完美。没有人是完美的。

鉴于我们分手了，迈克对我来说并不适合。

我的自我价值和我同迈克在一起时一样大。

迈克是否愿意和我在一起，并不能决定我是否值得爱。

我不需要迈克才完整。我可能会想念他、想要他，但我一个人也很好。

我和其他喜欢我的人约会过，所以将来应该还会有其他男人想要和我约会。

爱情不足以让我们的关系维持下去。

爱情不是演戏。

我一直拥有自己。我一个人就足够了。

判别（建立更准确、更有益的信念）：

虽然这次分手对我来说非常难以接受，但我并不需要迈克来让我变得完整和痊愈。迈克对我来说显然是不合适的，因为我们的关系对他来说没戏了。我们的争吵造成的混乱并不能反映我们的爱情，而是反映我们无法有效沟通或调和分歧。我并不会注定永远孤独和不快乐。今天，我可以通过为自己做出开始治疗的选择来创造一个美满的未来，我决心这样做，因为我想重新享受我的人生。

阿基拉越多地将关于她自己和迈克的健康真理融入她的信念体系，她的世界观就日渐诚实，她也越能提升自我。所以，现在就让我们练习把真理融入你的思维中吧。

练习：转变你的错误信念

就像阿基拉所做的那样，针对你的错误信念练习使用"3Ds疗法"，把它们换成更准确的"真理"。一开始你可能会觉得很难，因为你关于前任的深层信念对你产生了真实的吸引力，但你越是提醒自己这些真理，就越容易把它们融入你对分手的看法中。长此以往，你就会知道它们是对的，因为它们会有机地成为你生活哲学的一部分。在你的日志中记下你的努力，作为一种自我照护的干预措施。

向前迈进

当你发现自己的经历在很大程度上是由你的思维和信念所决定的——你对前任和分手的看法事实上强烈地影响着你前任成瘾症状的严重性和强度，这可能会让你惊讶不已。开始这项工作的终极目标是让你以一种更诚实、更自重的世界观来看待这次分手，从而让你对前任、你自己和这次经历产生深深的感激之情。用"3Ds疗法"来应对你的预警思维和错误信念，会帮助你接受更健康的，关于你自己的基本真理——你是有价值的、可爱的，并且有能力塑造你的人生体验。这些真理将帮助你痊愈。

为了放下前任，你关于他们的信念是至关重要的，以至于我们需要从最深层次去探索你的核心信念。虽然听起来有些奇怪，但你其实在幼年时就已经开始形成这些对爱的基本核心信念了。在下一章中，我们将探讨这些信念是如何在成年后使你陷入对爱情上瘾的挣扎之中的。

第6章

爱的不良儿童期教育

* 距离我上一次和前任说话已经过去 3 年了。在我的疗愈之旅中，我的症状逐渐好转，但有时我会担心自己出了什么问题——不知为何我好像无法拥有一段健康的亲密关系。当我遇到喜欢的人时，我会过度分析一切。我好像变得对他们的一言一行都格外敏感。然后我就会更加想念我的前任。我为什么会这样？我不知道为何亲密关系对我来说这么难。

* 从童年起，我就梦想着自己的婚礼。婚礼将在室外的花园里举行，花园里面粉色、黄色和橙色的鲜花盛放。我的完美伴侣将在绿树掩映的祭坛上等着我。我将是他的一切，他也将是我的一切。有他在身边，我的生活会井然有序，我会很幸福。我以为我的前男友就是真命天子。然而，我坠入了爱河，他却没有。这不是属于我梦想的部分，也许一直都是我在幻想。

* 看着自己的日志，我清楚地意识到自己是如此颓废。我觉得人都是自私的，令人失望的。爱人之间有可能建立起真正的、值得信赖的关系吗？如果有的话，我也从未见过。我想我真不知道健康的恋爱应该是什么样的。

你会想当然地认为，你的前任成瘾症状仅仅反映你当下的关系状况——你遇到了你的前任，与他建立了联系，然后分手，陷入失恋的痛苦之中。然而，正如上面的故事所说的，你对分手的反应在很大程度上受到了你在遇到前任之前对亲密关系所做的结论的影响。从你一出生、睁开眼睛、窥视周围环境并开始学习的那一刻起，你已经在通过基于对自己、他人和周围世界所做的结论而形成的无意识镜头来看待人生（A. T. 贝克，1976；A. T. 贝克等人，1979；J. S. 贝克，2021）。这些在幼年时期形成的基础核心信念深刻地影响着你对前任的想法、感受和行为方式——不论是你们在一起时，还是分手后（扬等人，2019）。如果不改变这些信念，它们不仅会让你对前任念念不忘，而且还会让你将来发展恋爱关系时更容易出现前任成瘾倾向。

在早期儿童期教育中建立的关于爱的核心信念可能是最难被发现、评估和改变的，因为它们是你关于前任的错误信念和预警思维这些冰山漂浮所在的海洋。然而，它们也许对你的成瘾症状有着最深远的影响，因为你成年后将通过它们所构成的镜头去看待恋爱经历（扬、克洛斯科和魏斯哈尔，2003；扬等人，2019）。为了摆脱前任的纠缠，为了避免对新的恋人产生成瘾倾向，你就必须揭示你那豢养了爱瘾的爱情信念。

爱的核心信念的诞生

大多数人认为，爱是对他人的深切关怀，它反映了对另一个人的喜爱、崇拜和关心（托博尔，2020）。但实际上，爱不仅仅是一种感觉。爱是一种需求；爱是一种动力；爱是对情感关怀、承诺和奉献的深刻体验，它将你与另一个人关联在一起，帮助我们这个物种生存下去（费希尔，2004；

费希尔，2016）。从这些方面来看，爱并不特别理性。爱深深地扎根于我们的肌理之中。你可以告诉我，你最喜爱他人的哪些品质，但你的言语永远无法诠释你的体验。你也可以对某个人爱之深恨之切；我们对爱的渴望远远超过了理性思维所能理解的程度。

要想真正了解我们对爱的需求有多大，不妨想想人类的婴儿。刚出生时，我们无法满足自己的基本生理需求。我们需要有人喂养、清洁、抱着，保护我们不受伤害。本质上，我们需要有人爱我们。没有爱，我们就无法茁壮成长，甚至无法生存。正是爱促使大部分父母去照顾他们的孩子。也正是爱促使我们与他人建立联系和纽带。事实上，我们大多数人愿意为自己最爱的人献出生命，有些人甚至以爱之名去杀人，这说明人类的这种基本动力是多么强大 [费希尔，2016；哈洛（Harlow），1958]。

鉴于我们对爱有着深刻的需求，你在童年感受到的被爱的程度——安全感、被重视、被关心、被理解、被接受——会极大地影响你关于自己和他人关系的核心信念。你出生的家庭、国家、文化和历史时期，这些都是你成长和发展的环境基础。你就像一块海绵，吸收着你所看到的一切，并开始学习。你通过模仿他人的行为来学习，模仿父母、兄弟姐妹和朋友的行为 [班杜拉（Bandura），1977]；你通过观察别人对你的回应来学习——无论他们是赞赏还是厌恶 [斯金纳（Skinner），1974]；你通过观察在你的文化背景下判定一个人是好是坏的标准来学习 [休和休，2012；沃伦（Warren）和阿库里（Akoury），2020]。你周围的一切都可以变作学习的机制：人们的行为和穿着、吃什么、怎么说话、如何对待彼此，以及人们在亲密关系中对他人的期望。

如图 2 所示，你的家庭、社会文化环境、同龄人、朋友、早期约会对象以及其他独特环境，都是你童年教育的温床。随着你对环境的观察和与环境的互动，你形成了一些关于自己和他人在亲密关系中的基本核心信念。这些在生命早期阶段形成的稳定、固定的结论反映在你与前任亲密关系的方方面面——你会被什么所吸引，你有多大的安全感，你期望前任如何对待你，你如何对待他们以及你如何表达爱。这些反过来又影响了你对前任的信念和你的自动化预警思维，无论你们是在一起还是分手了。

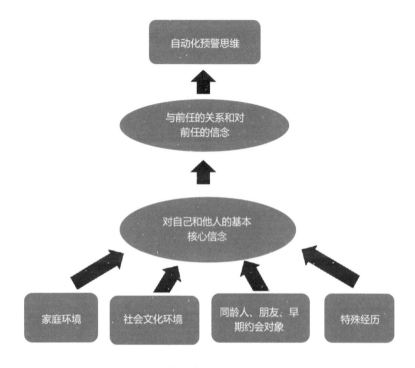

图 2 早期的儿童期教育如何影响爱瘾

早期儿童期教育如何影响你的亲密关系——包括和你前任的，其关键在于：你在童年时期感到不被爱、不安全或没有安全感时所形成的核心信念，会让你在成年后很难去信任和亲近恋人。如果你小时候没有得到足够的支持、指引和稳定性，你的核心信念就会反映出爱是不稳定或不安全的（A. T. 贝克等人，1979；J. S. 贝克，2021）。例如，如果你受到了某种伤害，你可能不自觉就得出结论：这个世界是不公平的，人们总是会占你的便宜，你出问题了。更糟糕的是，如果你曾受到虐待、伤害，或因童年期不良经历（Adversed Childhood Experiences，精神卫生专业人士也称之为 ACEs）而受到创伤——曾受到身体虐待、性虐待，被忽视，目睹家庭暴力，生活在滥用药物的家庭中，父母一方患有严重的精神疾病，或目睹了一场混乱的离婚——那么你现在就非常有可能在恋爱关系中挣扎 [安达（Anda）等人，2006；弗朗克尔（Francoeur）等人，2020；赫什马提，泽梅斯坦尼和武贾诺维奇，2021；休斯（Hughes）等人，2017]。你甚至可能已经得出结论，认为自己不会真的被爱，认为自己没有内在价值，认为自己无法控制生活中发生的一切（J. S. 贝克，2021）。童年期不良经历甚至会改变你对压力的生理性反应，从而扭曲你对困难的生活事件的反应，比如这次分手 [菲尔比，2019；范·德尔·沃特（Van der Watt）等人，2021]。

当我们蹚进你儿童期教育的浑水时，你可能会想起一些不愉快的回忆，因为正是这些负面经历对你的前任成瘾症影响最大。如果出现这种情况，试着成为自我观察者。从自己的记忆中抽离出来，在不重新体验这些事件的前提下，从整体上看看你从这些创伤性、破坏性或虐待性事件中学到了什么。当你回首往事时，问问自己：关于自己和他人，童年的环境教会了你什么。你的答案将引导你找到对你影响最大的核心信念。请记住，你小时候并不是有意选择了自己的信念，而是通过自己的经历无意中得出了这些结论。让我们从可能对你的儿童期教育影响最大的因素开始：你的家庭。

关于爱的家庭寄语

你的家人是你人生中最先遇到的，也可能是对你的发展最为重要的人 [安斯沃思（Ainsworth），1989；鲍尔比（Bowlby），1971；哈洛，1958]。你从家人那里得到了人生启蒙，并与他们建立了最初的纽带（或没有），因为你需要他们的爱来生存。此外，在童年你可能与家人度过了大部分时光，而在这一个成长阶段，我们最容易受到他人的影响，因为抛开成年看护人之外，我们并没有一个明确的身份定位 [凯尔（Kail）和卡瓦诺（Cavanaugh），2010]。

20 世纪 60 年代和 70 年代的开创性研究描述了与家人——尤其是父母——的互动如何影响你在与他人亲近或产生情感关联时的舒适度 [安斯沃思, 1989; 鲍尔比 (Bowlby), 1971; 布雷瑟顿 (Bretherton), 1992]。如果你能够依赖父母去满足自己的需求, 并因此体验到父母之爱的健康表达方式, 那么你就有可能以一种健康的方式与他们产生安全型依恋或纽带。在理想的童年环境中, 正是如此的。你知道父母会帮助你、照顾你, 他们离开家后还会回来。你可以安全、自由地探索自己的世界, 随时向父母寻求支持、安慰和保证, 因为他们永远在你身边。在这样的家庭环境中, 你会形成这样的核心信念, 它们反映出你自己是有价值的、安全的, 并且有能力影响自己的人生。成年后, 你相对更容易发展亲近而有意义的亲密关系, 因为你的核心信念反映出自己是重要的、安全的, 并能有效地应对各种人生挑战 [布雷瑟顿, 1992; 哈赞 (Hazan) 和谢弗 (Shafer), 1987; 莱文和赫勒, 2012; 梅洛迪、米勒和米勒, 2003]。

虽然这种家庭状况听起来不错, 但我们中的许多人并不是在这样一个田园牧歌般的环境中长大的。如果你的父母对你的需求反应不一致——有时他们在你身边, 有时却不在——那么你现在更有可能对他人形成焦虑型依恋 (Anxiously Attached)。这会让你既渴望恋爱, 但又对关系惴惴不安; 你不确定别人是否有能力爱你, 因为小时候你从未确定过你的成年看护人是否会陪伴在你身边。如果你的父母总是不去正视或完全不响应你的需求, 那么你现在就更有可能形成回避型依恋 (Avoidantly Attached), 亲近让你感到窒息, 你还会将谈恋爱视为丧失独立性。如果你的父母有时可以陪伴你, 有时却很疏远, 那么你可能形成上述几种类型的组合, 被称为紊乱型依恋 (Disorganized Attachment) 的类型。这可能会让你时而寻求恋爱关系, 时而又主动拒绝恋爱关系, 就好像你在某些情况下会很黏人, 而在另一些情况下又会拒人于千里之外。

你能感受到的来自父母和家庭的爱的程度, 会极大地影响你在恋爱关系中的想法、感受和行为 (哈赞和谢弗, 1987; 莱文和赫勒, 2012; 范·德尔·沃特等人，2021）。因此，让我们来仔细看看你的经历。

练习：关于爱的家庭教育

在日志中回忆一下你的儿童期家庭教育。首先描述一下你的家庭组成，包括任何帮助抚养你长大、与你一起生活或在你童年环境中与你度过大量时间的人。这份名单通常包括亲生父母或养父母、祖父母、兄弟姐妹、表兄弟姐妹，甚至是大家族中的其他成员或宠物。你的名单还应包括那些你想与之关联但却没法做到的人，他们因为一些原因离开了你的生活，例如他们去世了、被监禁了、住得很远，或者根本没有为了陪伴你做出任何努力。

然后描述一下你的家庭环境。你住在哪里，谁和你住在一起？你的家庭感觉如何？它是混乱的还是平静的？你的父母在物理上和情感上都能陪伴你吗？他们支持并认可你的感受吗？你感到安全吗？人们是如何交谈和对待彼此的？是如何处理冲突和分歧的？人们是否期待你用特定的外表或行为来获得爱？是否有人有毒瘾或患有其他精神疾病？你曾经受到过虐待或侵害吗？记下任何你的童年家庭环境中值得注意的事情。

现在，看看你写的内容，问自己：我从家庭环境中学到了关于自己和他人的什么东西？你可能会因为艰难的早期童年家庭系统，而产生以下这些常见的核心信念，包括：

- 我不会被爱。
- 我崩溃了，我有问题。
- 我不安全。
- 我很坏。
- 爱是有条件的。它必须靠自己去争取。

- 人们不值得信任。

- 人们总会离我而去。

- 人际关系是危险的。

这些核心理念有引起你的共鸣吗？你是否因为家庭环境而对爱得出了其他的结论？需要注意的是，你的经历可能会让你对其他人得出负面但准确的结论。如果你的童年经历比较极端，比如受到虐待，你有理由认为"人不可信"。对于一个受虐待的孩子来说，得出这样的结论是合乎逻辑的。在这种情况下，重要的是，要知道你的结论在当下并不完全正确了：有些人不值得信任，但还有很多人值得信任，作为成年人，你有选择权来决定谁待在你的生活中。因此，继续坚持这样的核心信念或其他任何前面提到的信念，对你都没有好处。

此外，你可能在童年就得出了一些根本不正确的结论，但你却认为它们是对的。例如，如果你曾被忽视，并得出"我有问题——我不会被爱"的结论，要提醒自己这根本就不是事实，从来都不是。如果你在童年的核心信念中发现了预警思维，请提醒自己你的结论不正确且无益，即使你年轻时会相信这些结论是有理由的。

除了在家庭环境中形成的信念，你还在一个大的文化背景中长大。所以，接下来我们要看看你的社会文化环境教会了你什么。

关于爱的文化信息

我们每个人都出生在一种文化中，这里文化指的是一个共享特定价值观、规范、习俗和规则的社会群体[施瓦茨（Schwartz），1992；休和休，2012]。事实上，你属于或曾属于很多个文化群体。有些文化群体可能规模较小，比如你是社群或教会的一员，而有些文化群体则要大得多，比如你是某个民族或国家的一员。你所接触的每个文化群体都持有其特定的价值观，从社会角度来看，决定什么会让人被爱和受尊重——从善良、友好等性格特征，到种族、性别、性取向、社会性别、阶级、经济状况、教育程度和外形等人口特征（休和休，2012；沃伦和阿库里，2020）。

在童年，你只要是生活在自己的文化中——通过看电视、与媒体互动、观察组织的权力结构、在学校接受教育、辨别是谁以及为什么他们在你们的社群中最有权力——就能学会你的文化中的价值观和理念（休和休，2012）。在你的文化背景下，你学到了什么是正常的、可取的、合理的亲密关系，因此剖析你接收到的信息是了解你的爱瘾的关键。比如，如果你在西方发达资本主义国家的环境中长大，那么许多关于浪漫的强势信息都会表现为非常不现实的灰姑娘和白马王子的故事。在这种文化背景下，人们被教导的是：当你找到你唯一的真爱时，对方就会爱上你、想要你，并会为了和你在一起而抗争，从此你们就会幸福地生活在一起。而要成为可取之人，你应该努力变得富有、健美、聪明、正直、美丽或英俊，并永远保持青春活力（沃伦和阿库里，2020）。如果你是在集体主义色彩更浓、将集体置于个人之上的环境中长大的，那么你可能被教导你的任务是确保家庭和社群的福祉，而不是只考虑个人的爱情（里甘、拉坎帕尔和安吉亚诺，2012）。上面这些说明，在考虑潜在恋人时，你可能会从家庭而非个人的角度去评估他们。例如，如果你在一个严格的宗教社群中长大，你可能被教导只应该与持有相同信仰的人约会，或应该为那些被视为不纯洁的性观念而感到内疚（米勒，1999）。

你在童年就内化了的文化信息非常重要，因为你潜意识中就相信它们是正确的，而不会考虑它们是否准确、是否可以实现，甚至是否健康。我们很少能在媒体或其他文化交流平台上看到关于持久的亲密关系的真实、原始的描述，例如电视节目、电影、讨论人际关系争斗的公开社群或关于不忠的谈话等。因此，你可能会持有这样的核心信念：真正爱你的人从不考虑与其他人发生性关系或恋爱关系，也从不怀疑自己的婚姻选择，更从不抗拒靠近你。你可能会认为恩爱的夫妻从不吵架，或者认为激情过后的沉默和重逢时的夸张举止是正常的！如果你不是异性恋、看起来不完美、单身或者被爱人拒绝，你就会觉得自己有问题。显然，对我们任何人来说，这些信念都是不正确且不健康的。

练习：关于爱的文化教育

在日志中回忆一下你在儿童期的文化教育。你会如何描述你在其中长大的一种或数种文化？是什么让一个人变得有价值？谁最受爱戴？他们为什么被爱？结婚重要吗？漂亮或英俊重要吗？聪明重要吗？经济成功重要吗？独立自主重要吗？你如何看待分手和离婚？人们是否应该依照自己的性别或性取向做出特定的行为？想想在你的文化背景下，是什么让一个人变得有价值或无足轻重，或被社会排斥。

接下来，问问自己，关于你和他人在亲密关系中如何相处，这样的文化背景给了你什么样的教育。你可能会因为不切实际或不健康的爱情相关文化信息，产生以下这些常见的错误核心信念，包括：

- 谈恋爱的时候，两个人应该合二为一。
- 我只有唯一的真爱。
- 没有伴侣，我不会完整，也不会快乐。
- 我的价值只取决于外部因素，比如我有多少钱，我长得有多漂亮。
- 我必须比其他人更优秀，才能找到并留住伴侣。
- 如果我的亲密关系破裂了，我会让我的群体蒙羞。

阐述以上这些或其他你从文化背景中学到的核心理念。

接下来，我们来谈谈儿童期教育的第三个主要影响因素：同伴、朋友和早期约会经历。

关于爱的同伴信息

从儿童期到青春期，同伴群体和约会关系变得越来越重要，影响也越来越大 [安斯沃思，1989；美国心理学会（American Psychological Association），2002]。人是社会中的人，我们需要人际关系来感受与他人的联系，享受乐趣和生存（凯尔和卡瓦诺，2010）。尤其是在童年，我们希望属于一个同龄群体，并被年龄相仿的朋友所接受。被拒绝、被欺凌和被社会排斥常常让我们感觉自己不被爱。此外，在这一阶段，我们正是在同龄人中形成自己的身份认同，探索自己的个性、自主性和性取向（美国心理学会，2002）。为了弄清自己是谁，我们需要与他人——即便是难相处的人——进行互动。

鉴于我们的社会属性，与同龄人、朋友和约会对象相处的早期经历会强烈影响你关于爱情和恋爱关系的基本核心信念。童年时，你在学校里观察同龄人和朋友的行为举止。你看到他们是如何对待你的，并将自己与他们进行比较，以确定自己的定位。你在他们身边探索你最早对同龄人的性和浪漫幻想——感受初恋的感觉，探索如何穿衣打扮或调情。你也开始对恋人的行为方式，以及何时、如何、与谁发生性行为符合你的年龄层产生了看法（美国心理学会，2002）。进入青春期后，你可能在同龄人中有了第一次约会，或有了性经历，随着年龄的增长，它们是否令人愉快，是否有趣，或是否可怕、恐怖，是否令人感到痛苦、尴尬，都会影响你对浪漫爱情的看法（哈尔彭－米金等人，2013；弗朗克尔等人，2020；奥沙利文等人，2019）。

练习：关于爱的同伴和早期约会教育

回到你的日志，回忆一下你在儿童期的同伴群体教育。从你的同龄人开始考虑——他们不一定是你的朋友，但和你年龄相仿，与你在同一年级或同个社会环境中。你会如何描述自己在成长过程中与他们的关系？你能融入他们吗？是什么决定了谁最受欢迎？在你的记忆中，与同龄人的交往是否有问题？是否有人欺负你或不尊重你？

接下来，回忆一下你的朋友们。你在成长过程中有亲密的朋友吗？你有最好的朋友吗？你信任他们并向他们倾诉吗？他们是如何向你表达爱和关怀的？你是否曾与某个朋友闹翻？是因为什么原因，又对你有什么影响呢？你的朋友是什么时候开始有性行为的？他们看色情片吗？他们是相信一夫一妻制，还是对性和爱情持更开放的观点？

最后，回忆一下你早期的约会经历。你的初恋是谁？你会如何描述他们？你喜欢他们哪些方面？他们也喜欢你吗？你喜欢的人有哪些共同点？你有过什么令你印象深刻的好的或坏的约会经历吗？你第一次性经历是在什么时候，又是如何进行的？你发现自己第一次对某个恋人上瘾是在什么时候？如果除了前任之外，你还曾对其他约会对象上瘾，请描述他们和你的相关经历。

看看你写下的关于你的同伴、朋友和早期约会经历的内容，问问自己你从中发现了什么。由于缺乏安全感、不自在或不受欢迎，你可能会产生以下这些常见的核心信念，包括：

- 我比不上别人。

- 我必须让人们喜欢我，我才有价值。
- 与人亲近是危险的。
- 男人们总是会利用我、虐待我。
- 女人们总是会利用我、虐待我。
- 爱人总是会出轨的。

最后，我们将看看是否还存在任何独特经历会影响你在恋爱关系中的舒适度。

独一无二的教育

在成长过程中，我们每个人都有过一些独特的经历，这些经历给我们留下了深刻的印象，它们深深地影响了我们，并塑造了我们对爱情和关系的看法。可能你深爱的人去世了；可能你是被收养的；可能你有一个有特殊需求的兄弟姐妹；可能你在军人家庭或严格的宗教家庭长大；可能你经历过严重的种族或性别歧视；可能你是难民，需要努力适应新环境；可能你有过一次影响深远的旅行经历；可能你遭遇过车祸，或患有严重的身体疾病；可能你受到过攻击或袭击；可能你经历过自然灾害；可能你在学校是好学生或是坏学生；可能你有某种残疾。有无穷无尽的选项，任何教会你自我价值的、或从声称爱你的人的那里获得的爱的经历，都有助于你了解自己的核心信念。因此，让我们试着找到专属于你的独一无二的教育。

练习：让你学会爱的特殊事件

在你的日志中，回忆一下你特殊的童年期教育。请记住，从不安全感或创伤经历中形成的信念会强烈影响你对恋爱关系的感受。因此，想想你经历过的任何困难的事件或现实。虽然我很难帮你确定与其关联的具体是哪种核心信念，因为可能性是多种多样的，但可能是以下一些普遍的核心信念：

- 没有人会理解或接受我。
- 我无法保证自己的安全。
- 我必须比别人更优秀，才能生存下去。
- 人们总是利用我为他们自己谋利。
- 这个世界是一个可怕的地方。
- 不要让别人看到真实的你，他们会因此排斥你。

你小时候在与家庭、社会文化环境、同龄人、朋友、约会对象以及其他特殊情况的互动中形成的这些基础核心信念，强烈地影响着你对前任上瘾的程度。为了分辨其中复杂的细微差别，我们将进行一项艰巨的任务，即把你儿童期的核心信念与你和前任的关系连接起来。

驱动爱瘾的核心信念

正如你通过以上工作所发现的，你的成长经历让你形成了一些关于自己和他人的关系的基础核心信念（A. T. 贝克等人，1979；J. S. 贝克，2021）。如果你小时候怀疑自己是否可爱、是否安全、是否有能力控制自己的人生方向，那么由此形成的核心信念会让你难以信任和亲近恋人（哈赞和谢弗，1987；莱文和赫勒，2012；范·德尔·沃特等人，2021；扬等人，2019）。任何"我没有价值""我不安全"或"我无能为力"的想法都会影响你与前任的关系，因此需要改变它们（A. T. 贝克等人，1979；J. S. 贝克，2021）。但是，要将你儿童期的基本核心信念与你的爱瘾联系起来是很有挑战性的，所以我们将借一个例子引导你完成整个进程。让我们来看看索菲娅的故事。

索菲娅出生在一个二代欧裔美国工人阶级家庭，她是家里三个女孩中最小的那个。她用"紧张"来形容自己的家庭环境：深夜，当她本该入睡时，家中却经常充斥着大喊大叫和辱骂声。索菲娅清楚地记得这样的场景，当父亲跟她说他要搬出去时，她正焦急地坐在客厅里满是记号笔痕迹的沙发上。那年她7岁，父母正在闹离婚。

父母离异后，索菲娅和姐妹们与母亲生活在一起。索菲娅形容妈妈是一个坚强、勤劳的女人，她尽了最大努力照顾索菲娅：她打着两份工，长期处于疲劳状态，但很少显露情绪。有时，索菲娅会看到妈妈深夜在洗碗时轻声哭泣，但她从不跟妈妈谈起这件事。索菲娅很少见到爸爸。她记得有很多次，她提着行李箱，兴奋地在客厅窗前等着爸爸来接她，但爸爸很少出现。

在索菲娅生活的文化和社群中，她知道自己必须漂亮、聪明，定期去教堂，才能成为"好女孩"。在童年和青少年时期，索菲娅的学习成绩一直很好，她努力打扮自己，去教堂做礼拜，从不惹麻烦。事实上，她很少表现负面情绪，因为她害怕自己不被接纳或喜欢。在别人眼中，索菲娅害羞、善于观察，对同龄人小心翼翼，对男孩子很警惕；比她大的孩子、去派对和喝酒的人都让她很不自在。除了最好的朋友，索菲娅没有太多的社交渠道。在索菲娅11岁时，她的大姐未婚先孕，这让她的母亲很不高兴，这也进一步加深了索菲娅对男人的恐惧。

索菲娅高中毕业后工作了几年，然后在一家咖啡馆认识了马利克。起初，她像对待大多数男人一样对他敷衍了事，但马利克很执着。一天早上，索菲娅像往常一样点了一杯咖啡，咖啡师微笑着递给她一个杯子，里面有一张纸条，是马利克写的："我很想认识你。"索菲娅觉得他的举动很可爱，就答应了约会。出乎她意料的是，她很喜欢和马利克在一起。马利克细心、帅气，而且对她非常感兴趣。不到一个月，索菲娅开始放下戒备——她感到不可思议！有马利克在身边，她感到完整和幸福，觉得自己的生活终于有了起色。但是，当他们不在一起的时候，索菲娅变得越来越焦虑，随着交往的时间增加，她开始过分关注马利克的行为细节：他打电话的频率、和她说话时使用的特定词汇以及他发短信的间隔时间。她希望不断得到他爱她，以及他们在认真地追求共同的未来的保证。

约会几个月后，马利克开始变了个人。当索菲娅想要更多的关注时，马利克开始退缩。他不再给她发甜言蜜语，也不再费力花时间陪她，表现得似乎对她很恼火。当索菲娅试图向他倾诉自己的感受时，马利克却说她快发疯了。不久后，他们就分手了，索菲娅也陷入了前任成瘾循环。她被强迫性思维、极度不安的情绪和想与他在一起的渴望所吞噬，她完全迷失了自我并感到被背叛了。当索菲娅与家人分享关于马利克的故事时，她的妈妈翻了翻白眼说："男人就是这样的。"你看到索菲娅的家庭、文化、同龄人和特殊经历导致她对爱情得出的结论，是如何影响她与马利克的关系，并最终导致她分手的吗？分析儿童期的核心理念如何影响成年后的关系模式是有挑战性的，那么让我们一起来分析一下她的故事。

纵观索菲娅的家庭教育，我们可以发现她与父母的感情并不稳固：她的母亲虽然人在她身边，但在感情上却很疏离，而她的父亲在她 7 岁之后就鲜少参与她的生活。这导致索菲娅对亲密关系和去信任他人心存戒备。她还错认为是自己出了问题——如果她更加完美，妈妈就会更开心，爸爸也会愿意和她联系。在文化教育方面，索菲娅不自觉地内化了这样一种信念：如果她是一个完美的人——一个漂亮、聪明、从不惹麻烦的好女儿——就会有好事发生在她身上。因此，她不表达任何负面情绪，生怕这样会让自己看起来很糟糕。在社交方面，索菲娅害怕与人亲近：她信任自己最好的朋友，但却很少和同龄群体有其他社交接触。索菲娅在青春期时很回避恋爱，因为在她的生活中男人总是会离开女人，包括她自己、她母亲和姐姐。感到被父亲抛弃和目睹姐姐怀孕的经历进一步加深了她对男性的不信任感。

以下是索菲娅识别出来的基本核心理念：

- 我有问题。如果我变得更好——更聪明、更漂亮、更善良、更讨人喜欢——人们就会爱我。
- 男人都是自私的，他们会利用你，然后离开你。
- 浪漫的爱情是危险的。
- 人们不值得信任。

鉴于索菲娅在儿童期形成的关于爱情的基本核心信念，她爱上马利克会暴露她的不安全感和弱点，并伤害他们之间的关系就不奇怪。潜意识中索菲娅认为浪漫的爱情是危险的，男人总是会离开她。因此，索菲娅在整个青春期都没有真正约会过任何人，也回避恋爱，直到马利克引诱她去了解他。随着马利克对她展开追求以及积极的关注，索菲娅开始接受他。当她坠入爱河时，她感觉非常美妙，并断定马利克就是最好的——是她认识的男人中的一个例外，是她的完美伴侣。她错误地认为，只要他们在一起，她就会安全和幸福。然而，正如我们在上一章中所探讨的，这些都是我们在坠入爱河时经常会对爱人产生的非常错误的信念，因为和爱人在一起的感觉是如此美好，也因为我们将爱人置于了神坛之上。

随着交往时间增加，索菲娅对与马利克亲近感到越来越不自在，部分原因是她儿童期的核心信念被激活了。潜意识中她担心马利克会发现她有问题这个事实（尽管这显然是客观存在的错误！），她越来越迫切地希望马利克能保证不会离开她，而马利克因为这些感到疲惫、窒息，并觉得她失去吸引力。从本质上讲，索菲娅与马利克的关系引发了她童年时的一些深刻的、阴暗的痛苦：她的核心信念让她在这段关系中感受不到安全、有价值和自我控制。甚至在他们分手之前，她的信念就开始削弱他们之间的联系，因为马利克无论做什么都无法让她感到安全：索菲娅认为浪漫的爱情是危险的，人们总是会离开她，男人会利用她，她本质上就是一个残缺不全的人。归根结底，索菲娅的核心理念在她分手前后都造成了恋爱关系的不和谐。这些信念还驱动了索菲娅的爱情上瘾症状，因为她在无意中将他们的分手视为她儿童期的负面核心信念是对的的证据（J. S. 贝克，2021），这又进一步加剧了她前任成瘾循环的预警思维。

希望你能从索菲娅的故事中看到，要将儿童期教育与前任成瘾症分手关联起来既棘手又复杂。然而，这样做对于放下前任，创造一个没有爱瘾的未来至关重要。因此，让我们试着把你的关于爱的儿童期核心信念和对前任的错误信念预警思维关联起来。

练习：连接分手与儿童期信念

看看你从家庭、文化、同龄人、约会对象以及童年时期的其他独特经历中学到的基础核心信念。然后，试着找出它们如何影响了你与前任相关的想法、感受和行为。你们在一起时和分手后，你都出现了哪些信念？你能看出你的信念如何渗入你与前任的相处之中，就像索菲娅的信念对她所做的那样吗？你信任你的前任吗？与他们亲近让你感觉自在吗？有问题的儿童期教育会导致对爱情上瘾的分手，其中一些常见方式包括：

- 想要过快地建立关系，或者在对象想要亲近时感到窒息。
- 对对象的喜好、观点和情绪非常敏感。
- 担心恋人不再爱你。
- 担心恋人会离开你（即便你理智上并不喜欢他们，也不想和他们在一起）。
- 密切关注对象的一举一动（例如，他们与你交流的频率或使用的特定词语）。
- 希望定期得到对象对爱和忠诚的保证，然而当对象希望从你那里得到太多肯定时，你又会恼怒。

- 因为害怕对象会排斥你，所以在自己脆弱的时候感到不自在。
- 当你的对象没有按照你想要的方式回应你时，你很容易被激怒或过度反应。
- 因为害怕被人审判，所以隐藏或试图掩饰自己的负面情绪。
- 离开对象时感到不自在。
- 当其他人威胁要夺走你对象的注意力时，会感到竞争压力。
- 即使亲密关系是不健康的，也难以割舍。
- 没有恋爱时，感觉自己不完整或迷失自我。

你在亲密关系中会像上面这样吗？你和前任在一起时也是这样吗？停下来，找出并记下一些具体例子，了解这些倾向是如何出现在你与前任的关系中的，包括你们还在一起时和分手后的时间里。将你的这些努力记在日志中，作为自我照护的干预措施。

随着你越能意识到自己童年时形成的错误核心信念，以及它们是如何助长了你对前任的沉迷，你就越会明白去改变这些错误的信念是多么重要！具体说起来，你需要把它们替换成更加健康、准确以及有益的关于你自己、他人和亲密关系的真理。

关于你自己和亲密关系的更健康的信念

不幸的是，我们在儿童期学到的很多最有害、最错误的核心信念在一生中变得越来越强大，因为我们无意中强化并维持了这些信念（范·德尔·沃特等人，2021）。我们会更关注支持这些信念是正确的证据，用符合它们的方式行事，并无视证明它们是错的或无益于我们的证据(J.S.贝克，

2021；斯塔克等人，2018）。比如，索菲娅的自身行为——由她对爱情和浪漫的核心信念所产生的——可能恰恰导致了她最害怕的结局：马利克离开了她。当马利克真的离开了，索菲娅在潜意识中将其视为自己的核心信念是正确的证据，就是男人总是会离开她，她是破碎的，亲密关系是危险的。因此，幼年形成的核心信念尤其难以质疑，因为多年来你一直在无意中强化它们（奥沙利文等人，2019）。

要建立一个更能自我提升的信念体系，你需要用关于你自己、前任和爱情的更诚实的真理，来取代你无益的儿童期核心信念。在上一章中，你已经开始将某些真理融入你的世界观，但我们将在此基础上去关注你作为人的内在价值。当你发现自己的思想、行为和行动中出现了儿童期的错误、有害的信念时，我希望你能提醒自己以下几点：

- 我是讨人喜欢的。
- 我这样就是有价值的。
- 我不需要前任的认可来证明自己的重要性。
- 我不需要满足文化理念才有价值。
- 我不需要通过恋爱来获得安全感和感到安稳自在。
- 恋爱是一种选择。我不需要有对象才完整。
- 我有能力通过自己的选择改变人生。

此刻你可能会觉得其中的一些陈述很老套，甚至是错的，但事实上，它们反映了我们每个人的真理。每当你发现错误的儿童期核心信念在驱动你的焦虑症状时，希望你能用以上这些基本真理去代替它（埃利斯和哈珀，1997）。让我们现在就开始练习吧。

练习：转化你的儿童期核心信念

练习使用"3Ds疗法"来挑战你的儿童期核心信念。我们将以索菲娅为例引导你开始练习。

检测错误的儿童期核心理念：

如果我变得更好——更聪明、更漂亮、更善良——人们就会爱我，并想要我在他们的生活中。我有问题。男人都很自私，他们会利用我，然后离开我。浪漫的爱情是危险的。

辩论：

证明核心理念正确的证据：

我爸爸和我姐姐的男朋友离开了，留下我妈妈和姐姐独自抚养孩子，这让我觉得男人都很自私。我没见过安全又温馨的亲密关系，因此爱情似乎非常危险。

证明核心信念错误的证据：

作为一个成年人，我不需要任何人照顾，因为我能照顾好自己。

我不需要一个恋爱对象来获得安全感和满足感。

我的父母在我小时候没有能力照顾我，这不是我价值的体现。我的前男友现在不想和我在一起也不是。

我的过去并不决定我的未来。

即便我与父母间的纽带并不牢固，这也不意味着我现在不能学会与他人建立纽带。

如果一个爱人离开了我——像马利克那样——并不意味着所有男人都会离开我。不是所有男人都是危险或不负责任的。

如果人们离开或不希望我出现在他们的生活中，并不意味着我出了问题。别人的行为和选择反映了他们是什么人,而非我是谁。

我这样就足够了。即使我不完美,我仍然值得被爱。

无论生活给我带来了什么,我依然拥有我自己。

判别(建立更准确、更有益的世界观):

尽管在童年时,我的父母没能完全满足我的需求,但这并不意味所有我爱的人都会离开我。我现在可以照顾自己的需求,我不需要任何人来让我感到安全、有价值和保障。为了忘掉马利克、在未来拥有更好的亲密关系,我需要从这次分手中恢复并改变我无益的儿童期核心信念。我要坚持不懈地挑战我错误的核心信念,接受更健康的真理——我是讨人喜欢的,我这样就是有价值的,我不需要马利克或其他任何人的认可来证明自己的重要性。我可以通过自己的选择改变人生,我现在这样做是因为我想要一个充实的未来。

针对你所有有害的儿童期核心理念,每天至少练习一次"3Ds疗法",并在自我监督日志中记下你的努力,作为自我照护的干预措施。

你越拥抱关于你自己和他人的准确真理——来自健康的爱、安全和有个人力量的,你就会感觉越好,不论是你一个人或在恋爱中。吸收这些真理,并将它们融入你的世界观中,你会在内心深知它们确实反映了人类的本性。

向前迈进

小时候,你确实需要爱来生存下去(安斯沃思,1989;哈洛,1958)。

你在生命早期阶段对爱的理解会影响你成年后在多大程度上感到被爱、安全和有力量。小时候，你形成的一些有根本缺陷的核心信念伤害了你与前任的关系，因为这些信念让你对他人的亲近和信任感到不自在（扬等人，2019）。

现在，你已经发现了一些有害的儿童期核心信念，这些信念让你在恋爱关系中——包括与前任的关系中——容易陷入挣扎，那么是时候去创造一个更加光明的未来了。在本书的第三部分，你将学习如何把你花在前任身上的精力注回自己身上。你将用它来探索你是谁，以及现在对你来说什么才是真正重要的。当你通过宽恕和补偿去放下过去的痛苦，你就能做出有价值的选择，继而引领自己走向人生的下一个辉煌篇章。

第三部分

选择你的下一段人生

第 7 章

用宽恕战胜失去

　　＊我们刚分手时，我把一切都归咎于前男友。尽管我爱他，迫切地想要他回到我身边，但我也恨他。恨他的离去，恨他不想要我，恨他那么快就放下了。但是，探索我的儿童期教育让我明白了，我也给我们的关系增添了很多问题。在一个充满紧张感和不可预测性的混乱家庭中长大，让我很难信任他人。当我了解了自己在亲密关系上的挣扎，我意识到分手不仅仅是我前男友的选择——也是我的选择。知道了这一点，我的伤口也就不那么痛了。

　　＊我已经有 231 天没有和我的前女友说话了。我们分手时，她对待我的方式太可怕了。我感到自己被背叛、被抛弃了。我对她的处理方式非常不满。我想放下伤痛和愤怒，但我不知道该怎么做，它们在吞噬着我的内心。

　　＊在过去的五年里，我把大部分时间和精力都花在了前女友身上——无论是我们在一起时还是分手后。在我心目中，她就是我生活的中心，即使在我不希望的时候。随着练习这些 CBT 技巧，我对她的执着程度有所下降，但我仍然感到失去了很多。不仅是

失去了前女友，也失去了我自己的一部分，失去了再也回不来的过去的生活。在我努力向前看的时候，承认这一点对我很有帮助。

我希望你开始从人生旅程这个更广阔的视角来看待你们关系的结束。不再把镜头对准分手的痛苦细节，而是把镜头拉远，把分手看作是人生故事中的一个重要部分。就像你站在五十英尺（约 15.24 米）高的地方，俯瞰你从出生到现在的人生地图，你可以看到你与家庭、社会文化环境、同龄人、朋友和早期约会对象的互动，使你形成了一些关于爱情和关系的核心信念。你最痛苦和有创伤的幼年经历导致了你最有问题的信念，因之得出的结论让你很难亲近和信任他人（哈赞和谢弗，1987；莱文和赫勒，2012）。这些经历还可能使你年幼的身体充斥着压力诱导的激素，这些激素扰乱了你大脑里的化学物质组成。这至今仍影响着你对逆境的生理反应（安达等人，2006；范·德尔·沃特等人，2021）。

记住这个早期教育的视角，沿着你曲折的人生地图回到你遇到前任的那一天。在他身边的感觉很好，让你对他做出了过于积极的结论——他是最好的，是完美的伴侣，是世界上你需要的那个人，让你感到幸福和完整。然而，当你试图更靠近他们时，那些讨厌的儿童期核心信念却阻碍了你的体验，让你感到不自在，并让你做出与既定的关于自己和他人的有害结论相一致的行为。分手后，你进入了爱的戒断状态，当你再试图靠近让你痛苦的对象，前任成瘾循环——强迫性思维、异常渴望、情绪困扰和不健康的行为——就出现了。综上所述，你对前任的上瘾，源于生物和环境因素之间复杂的相互作用。

这开始于很久之前，至今仍在影响着你。

当你从大局出发，看到自己是如何走到这一步的，并继续练习旨在消除症状的 CBT 技能时，你实际上就在蜕变。像凤凰涅槃一样，你正在成为一个更强大、更可靠的自己。不再是一个忘记或忽视过去的人，而是一个可以利用分手进行更深层学习而成长壮大的人（康斯基和艾伦，2018）。

本书第三部分的重点是帮助你创建人生的下一个精彩篇章。事实上，你如何应对这次分手——是带着苦涩和怨恨，或是同情和感激——将在很大程度上决定你是否能乐观前行。你越能接受分手是一种损失，同时弥补自己并选择原谅过去，你就越容易放下前任、开始下一段人生冒险。因此，我们首先要把这次分手看作一个悲痛的过程——失去对你来说真正重要的东西时，你所经历的内心历程 [屈布勒－罗斯（Kübler-Ross），2014]。就让我们开始吧。

为失去前任而悲痛

即使你已经从症状导致的日常痛苦中摆脱出来，这次分手可能仍让你感到巨大的损失（赫什马提、泽梅斯坦尼和武贾诺维奇，2021；赖默尔和埃斯特拉达，2021）。它甚至像死亡一样给人带来创伤，因为失去前任不仅仅是一段关系的结束，它还是一个梦想，一种生活方式，一种与曾经分享心灵、头脑和身体的人的重要联结的结束。当我们经历失去时，我们会悲伤。而接受损失是走出悲痛的关键，也可以防止你现在黯然神伤以及在未来脱轨（屈布勒－罗斯，2014）。因此，让我们更深入地探讨悲痛产生的过程。

当一段亲密关系结束时，产生悲痛的过程往往始于震惊——你不相信关系已经结束、前任已经离去（屈布勒－罗斯，2014；赖默尔和埃斯特拉达，2021）。在这一阶段，你可能会感到麻木和迷茫，仿佛生活在一个可怕的梦中。震惊往往伴随着否认，你已经知道否认是一种预警思维，它让你无法诚实地面对现实。在这个阶段，你的内心在与你们的关系已经结束的事实作斗争，试图寻找一些可以接受的理由来解释为什么会发生这样的事情。你渴望进入另一个现实，在那里你的前任仍然爱着你、想着你、需要你、努力与你相处——即便这一切都不是真的。最终，否认会让你抓住一些已经过去的事情不放。

在震惊和否认开始消退之后，你可能会进入妥协阶段，疯狂地想要复合（屈布勒－罗斯，2014；赖默尔和埃斯特拉达，2021）。你会想方设法弥补出错的地方，为了重归于好而孤注一掷、最后一搏。你甚至想要做一些你明知不健康、违反道德准则或伤害自尊的事。例如，你可能会说服自己不要那么认真，接受一段开放式关系，放弃生儿育女的梦想，在经济上支持前任，或者与前任不喜欢的朋友断绝来往，仅仅是为了复合。妥协到最后，修复这段你们一方（或双方）不想要的不健康关系的责任被推到了你身上。

当你意识到妥协不起作用——你的前任不会回来，或者你们的关系无法用健康的方式修复——你将会变得极度情绪化。一想到分手，你就感到强烈的愤怒甚至暴怒（屈布勒－罗斯，2014；赖默尔和埃斯特拉达，2021）。随着失去前任的现实在你心里逐渐具象化，你被不公正和无情的感觉所占据。你可能会因为前任的某些选择、行为或他们明显无视你的感受而怨恨他们。你甚至想要伤害他们或让他们痛苦。这些都是感到被拒绝时的常见反应，但终究对你或你的亲密关系都没有好处（佩里卢和巴斯，2008）。在这一阶段，一些关于其他损失或创伤的回顾，会让你想起自己曾感到不被爱、不被需要或不安全。这种愤怒往往伴随着内疚或羞愧，因为你没有按照自己的意愿行事，或者因为你希望自己能用不同的方式处理问题，又或者因为你相信了并不真实的、自己幻想中的前任。在这一切的背后是深深的伤痛，因为你们的关系结束了，你的前任走了。

当你从悲痛的震惊、否认、妥协和强烈的情绪化阶段中走出来后，最美妙的事情就要发生了：你接受了你的损失（屈布勒－罗斯，2014；赖默尔和埃斯特拉达，2021）。你们的关系已经结束了这一事实开始变得清晰起来。你还是因你前任的离开而不高兴，也因你们分手了而难过，但你会看清现实：你们是分手了，但你还有日子要过。你不再期待自己能回到从前，而是学着去忍受痛苦的想法、情绪和身体感受，这些都真实地反映了你的损失，再同时寻找继续前进的方法 [海斯（Hayes）、斯特罗萨尔（Strosahl）和威尔逊，2012]。你越是接受了分手，就越不容易在回首往事时产生太过强烈的反应（屈布勒 – 罗斯，2014）。将分手视作让你学到关于自己的一些深刻而重要的道理的一段经历，你就可以利用它去做出不同的选择，从而向前迈进。

你对这些产生悲痛的阶段有共鸣吗？当你思考这些阶段与你的经历有何关联时，让我们通过莱拉的故事来审视它们。莱拉是在与她相恋 4 年的安东尼分手后开始接受治疗的。当她把分手当作一个悲痛的过程来反思时，她在日志中写下了以下内容：

> 安东尼走的时候，我很震惊。我简直不敢相信。这让我的人生失去意义。我哭着恳求他回来，但他不想再和我在一起了。他说我们已经分开了，他想向前看。回想起来，我在否认和妥协阶段反复了好几个月。直到我得知安东尼已经在和他的同事认真交往，我才进入情绪化的阶段。一开始我非常愤怒。我花数个小时在脑海里痛骂他，列举他控制我的每一种方式，以及他是怎样的一个骗子。一天晚上，我在一个派对上撞见了他们。看着他们依偎在一起，我失控了。我径直走到他们面前，说了几句不太好听的话，把酒泼在他脸上，然后冲了出去。尽管我当时感觉很好，但最终还是为自己的行为感到难堪。当然了，我的愤怒之下是深深的悲痛，我们的关系已经结束，而他似乎并不在意。
>
> 随着我运用 CBT 技能对自己的症状进行控制，我逐渐进入了接受悲痛的阶段。我不再震惊，我不再妥协。当我的情绪被触发时，我有时会回到愤怒和悲痛的情绪化阶段，但已经不会在那里停留太久。相反，我会提醒自己，我还有日子要过。我需要放下安东尼和我的痛苦，因为我不能让这次分手毁了我。我知道我可以为自己创建一个光明的未来——只要不断练习这些技能，消

除我的症状，改变我的过度反应，放下过去。我的未来不在安东尼那里，所以我需要向前看。

你从莱拉的故事中看到了产生悲痛的几个阶段吗？在经历了分手最初的震惊之后，莱拉陷入了否认和妥协阶段，她内心在与感情已经结束的现实搏斗。当她得知安东尼已经另结新欢时，以深沉的愤怒、内疚和悲伤为特征的情绪化阶段出现了。在练习 CBT 技能的过程中，她通过提醒自己人生的大局而开始接受分手的事实。这样，她花在悲痛这一早期阶段的时间就少了，从而能把更多的时间放到接受分手和继续生活上。

和莱拉一样，你的失恋可能也让你经历了一个悲痛的过程。通常情况下，人们会按顺序经历悲痛的各个阶段，但在遇到触发因素和新情况时，也会跳过某些阶段（屈布勒 – 罗斯，2014）。无论你现在处于哪个阶段，你的目标都是要接受让前任和这次分手不再占据你生活的大部分空间。

练习：哀悼失恋

像莱拉一样，将分手当作一个悲痛的过程。在你的日志中，你可以描述悲伤的各个阶段如何与你的经历关联。分手后，你感到震惊吗？你否认吗？你是否因为试图与前任复合而妥协？你是否陷入了愤怒、内疚或悲伤之中？你是否开始更好地接受分手？你能否坦然面对你的感情历程——它所有美妙而悲惨的荣耀——而不放任自己陷入前任成瘾循环？

接下来，我需要你反思一下从这次分手中学到了什么。你们的关系中产生了哪些积极的东西？实际上你从这次分手中得到了什么好处？比如，描述完自己悲痛的阶段后，莱拉在日志中这样写道：

尽管我憎恨自己要经历这次分手，但我从中学到了很多。如果安东尼没有和我分手，我就不会深入探讨我的过去对我在恋爱关系中的行为的影响。我妈妈在我9岁的时候去世了，我曾因此感到自己被抛弃，这个问题现在变得更加明显——它们影响了我对安东尼的反应，无论是我们在一起时还是他离开后。我还意识到他并不像我曾经想象的那样是我的最佳伴侣。虽然我爱他，但他真的很不成熟，而且我们其实没有太多共同点。我知道我不会主动离开他——儿童期核心理念让我死死抓住他不放。所以，从长远来看，他和我分手可能对我们俩都好。也许这次分手给我带来的最大礼物是，我知道了自己比我想象的要坚强得多。如果我能挺过失去妈妈和失去安东尼的日子，我就能挺过一切。

你越能从根本上接受分手并将其视为一种学习经历，就越容易放下痛苦和前任（康斯基和艾伦，2018）。每当你探索自己的悲伤过程并练习接受时，请将其记录在你的日志中，作为一种自我照护的干预措施。

当你以更广阔的视角来看待自己的人生旅程时，你也会更容易看到分手时自己无意间给自己带来的痛苦。这听起来可能很奇怪，但当你经历前任成瘾症分手时，你很容易觉得自己是受害者——想到你前任的行为和选择、你的成长经历、世上的不公平。但要对镜自照，看到自己是如何让自己心痛的，就更难了。当你学会从一个更广阔、更客观的角度来审视自己时，你就更容易摆脱"受害者"的角色，转而接受自己"参与者"的角色。这种非常重要的视角转变能让你从受伤的软弱中走出来，变得强大起来，从而拿回一部分对自己的人生控制权。你总是应该从一个充满能量的角度出发做出选择，因为这样做可以帮你夺回自己的力量，哪怕经历生活的痛苦也能感到脚踏实地。看清自己在关系发生困扰时扮演的角色——无论是与前任在一起时还是分手后——也会有助于你日后对自己和前任产生同理心和同情心 [恩赖特（Enright），2001]。让我们进一步探讨这个问题。

为自己的角色负责

所有的感情纠葛都会受到双方的影响，并对生活中的其他人产生连锁反应（博比，2015）。不单只有你的前任做了最终伤害到你的事情，你无疑也做了伤害他们的事情。在经历这次分手的过程中，你可能还伤害了其他人，包括家人、朋友，甚至你认为是敌人的人，比如你前任的新欢。我们往往在无意中对他人造成伤害；我们并不想伤害他人，甚至意识不到自己的行为是有害的。然而，当我们处于最痛苦的状态时，有时会故意做出一些事来惩罚那些我们认为是痛苦之源的人。

一段失败的关系会引起余震不断，我们要接受自己对此也负有一定责任的事实，这会让我们更容易放下过去的痛苦，因为我们会记起人都会犯错。我们都有缺点。我们都有负担。我们每个人的内心都因为过去的一些痛苦经历进行着斗争，而外界不一定能看到或理解。包括你的前任、你的父母、你的朋友，甚至你的敌人。当我们笨拙地试图搞懂自己、处理伤口时，我们会和身边的每个人产生相互影响。有时，我们真的在互相伤害。浪漫的爱情不会放过我们任何人。一生中，我们很有可能会因为别人心碎，也很有可能伤了别人的心 [鲍迈斯特（Baumeister）、沃特曼（Wotman）和史迪威（Stillwell），1993]。

为自己和他人受到的伤害承担责任，不是要让你感到羞愧，也不是要让你沉浸在自己的错误中。这也并不意味着你没有受到某种伤害；你很有可能在成长过程中被虐待或在过去的恋爱关系中受到前任的苛待。尽管如此，将你的视角从"我的前任对我做了什么"转变为"我确实因为这次分手伤害了我的前任、其他人或我自己"，会让你感到自己更有力量，因为这种转变是你可以选择的（恩赖特，2001）。你无法改变过去，但你总是可以改变你现在的行为、反应和想法。

在这次分手过程中，你伤害前任、他人和自己的方式可能包括以下这些：

伤害前任

- 以攻击性的方式表达愤怒（如大喊大叫、打人、谩骂，或故意说一些刻薄的话来伤害他们）。
- 侵犯对方的边界（比如侵入对方的电子邮件，或在对方要求你停止联系时继续联系对方）。
- 将自己的感受或行为怪罪于他们。
- 撒谎、欺骗或试图操纵他们。
- 试图破坏他们的名誉或其他人际关系。

伤害他人

- 一心扑在自己的问题上，无法为你的亲人提供支持。
- 孤立自己，或不与朋友和家人亲近。
- 对亲人不闻不问，或忘记与他们有关的重要事件（如生日、节日或重要日程）。
- 忽视责任（如工作表现不佳、学习成绩不佳、照顾孩子或宠物不力）。
- 对前任的朋友或新的约会对象大发雷霆（比如在社交媒体上发表刻薄的评论，或公开分享机密信息以伤害他们）。

伤害自己

- 做出伤害自己身体和情感的行为（如自残行为、暴饮暴食、酗酒或性滥交）。
- 违背自己的价值观和底线（比如做一些明明不符合自己的伦理道

德准则的事情）。

- 明知道自己应该离开，却还留在不健康的关系或环境中。
- 因为犯错而自责（比如告诉自己是个失败者或没有价值的人）。
- 忽视自己的身体、情感和精神健康。
- 让失恋来定义你，丧失你作为独立个体的核心身份认同。

坦诚地承认你给他人和自己带来的痛苦，是治疗的关键。事实上，这也是 12 步疗法的基本原则之一，因为当你把自己看作是体验爱与失去的参与者，而不仅仅是受害者时，你的心就会变得柔软（戒酒者匿名协会全球服务公司，2003）。你会开始对你的前任、你自己以及整个分手状况产生同情、同理心，甚至是感激之情（恩赖特，2001）。当你这样做了之后，即使别人从未为他们的行为道歉，你也能对自己做出补偿。

练习：做出补偿

在日志中，描述你因为这次分手有意或无意去伤害前任、他人或自己的方式。然后，给每个人写一封真诚的道歉信。你不一定要分享这封信；这其实是给你自己的一个练习。事实上，考虑到与前任的接触会驱动前任成瘾循环，我建议你在认为自己准备好之前不要与他们分享这份情感。话虽如此，向你想更亲近的人道歉往往是有用的，因为你的脆弱可以让你与他们建立联系。道歉表明了你关心他们，表明你意识到自己可能因为自己的挣扎而伤害了他们，并为此感到抱歉。这也让我们能就如何补救和修复与他们的关系而展开对话。

在你思考如何撰写一封或多封道歉信时，让我们回到莱拉的故事，作为举例说明。虽然莱拉并不打算把信寄给安东尼，但她还是把这封道歉信写在了日志里，就像在和他说话一样：

亲爱的安东尼，

　　当我回想我们的分手，我意识到我做了伤害你的事。我给你发了刻薄的邮件和短信。我向我们共同的朋友说你的坏话。我说了你和你的新女友的坏话。我做这些事情是因为你的离开让我很受伤、很生气。我很抱歉我试图给你带来痛苦，我很抱歉我的行为可能伤害了你。在很长一段时间里，你都是我生命中非常重要的人，我对你抱有太多的负面情绪，我正在积极采取措施改变，这样我就不会再故意伤害你了，我会向前看。

莱拉

　　莱拉也意识到，因为对安东尼的爱情上瘾症，她可能伤害了一些最好的朋友和家人。当然，你所爱之人都会感激人际关系中自然而然的付出与回报，并希望在艰难时刻支持你，但重要的是，要为你可能因为这次分手伤害到他们或你们的关系而负责。莱拉给她最好的朋友舒基写了下面这封信：

亲爱的舒基，

　　你已经知道，这次分手是我一生中最痛苦的经历之一。你一直支持着我，我非常感激。你是我最亲爱的朋友，我爱你。当我走出这段黑暗的时光时，我意识到我一直专注于自己的痛苦，没有像我想要的那样随时为你提供支持和沟通。我想让你知道，我很抱歉。你对我来说意义非凡。如果我能为你做些什么，我很希望能听到你告诉我。

爱你的，
莱拉

最后，莱拉给自己写了一封信。你可能会觉得奇怪，因为我们通常不会向自己道歉或和自己交谈。但是，莱拉的爱情上瘾症症状，导致她的想法和行为最终深深地伤害了自己。因此，她给自己写了这封简单的道歉信：

亲爱的自己，

分手后的症状让我以自己不喜欢的方式去思考、感受和行动，我很抱歉。我为如此迷失自我感到抱歉，为沉迷追逐一个不再需要我的人而抱歉，为怀疑自己的价值而道歉，为没有照顾好自己的健康而道歉，为酗酒、为忽视朋友而道歉，为对安东尼和他的新女友耿耿于怀而道歉。我想变得好起来。我想重新快乐起来。因此，我正在积极采取措施改变自己。我每天都在学习和练习新的 CBT 技能。我拒绝因这次分手再次走上自我毁灭的道路。我保证今后会更好地对待自己和我爱的每一个人。

爱你的，

我

通过做出补偿来为自己所扮演的角色承担责任，最终会让你更有掌控力，因为你可以看到自己的何种行为让情况变得更糟，控制它并改变它。它还能让你与爱的人更亲密地交流关于分手的心路历程，修复一路下来可能产生的裂痕。在你做出补偿的过程中，你将逐步接近疗愈之旅中最艰难的任务：宽恕过去。

宽恕的力量

宽恕你的过去可能是你尝试过的最困难的事情之一，因为当伤害我们的坏事发生时——就像这次分手——我们的自我意识会专注于我们应该生气的所有理由，并将我们的痛苦归咎于他人（恩赖特，2001）。我们善于记住伤害过我们的人——前任、父母、朋友、家人、童年影响、上帝，甚至是你自己本人。在感到强烈的痛苦时，你不会想要原谅，因为你首先会想要报复，或者得给你一个理由，让你相信他人值得被原谅（米斯，2008）。

事实上，宽恕是一种选择（恩赖特，2001）。是你放下对你认为亏待了你的人的怨恨和愤怒的一种行为。给予宽恕不是因为理所当然——而是为了你现在不至于被过去的痛苦生吞活剥。宽恕某人并不意味着已发生的一切都没关系，也不意味着你认可某人在道德或伦理上错误的行为，更不意味着他们的选择没有伤害到你，甚至不意味着你希望你试着原谅的人再次出现在你的生活中！宽恕意味着你拒绝让过去的痛苦毁掉你的现在，还意味着你不允许自己沉浸在痛苦中，更意味着你不愿把伤痛发泄在他人身上。当你学会宽恕时，你就将自己从内心的情感牢笼里放出来了，有的时候，也是将他人从这个牢笼中放出来。

在我们经历深刻的情感痛苦和为失去而悲痛时——就像经历这次分手时一样——你有两种基本的选择去应对。一方面，你可以选择让痛苦击垮你，将你的痛苦传递给身边的每一个人，让它毁掉你当下和未来的人生乐趣。这种选择会让你自顾自地痛苦，导致你变得抑郁和长期易怒。另一方面，你可以选择积极练习接受分手，将其视作成长的机会，去原谅所有过去的痛苦经历，以免它们毁了你的现在（恩赖特，2001）。换句话说，你可以一直沉浸在过去的痛苦中，长年累月地陷进前任成瘾循环中；也可以积极练习宽恕旧伤，以免它们毁掉你的未来。显然，选择后者会让你受益匪浅。

如果你相信有上苍，那么相信有比你更强大的力量在仁慈地关注着你，并掌管着宇宙的正义法则，这对你宽恕的过程非常重要（戒酒者匿名协会全球服务公司，2003；米斯，2008）。从这个角度来看，即使我们无法理解为什么生活中会发生这样那样的事情，但仍然可以相信老天自有安排（恩赖特，2001；米勒，1999）。尽管我们无法掌控一切，但我们有能力控制自己如何应对所遇到的每一种情况。宽恕的终极目标是以同情、同理心、忍耐、理解、谦逊、仁慈和宽恕的方式做出回应，从而反映出我们最好的而不是最坏的一面（恩赖特，2001；米斯，2008）。

练习：选择宽恕

你要练习宽恕前任，这是非常困难的一步。首先，描述一下你觉得难以原谅的前任做的事情——他们伤害你的所有方式。这个清单可以包括前任的行为、他们的选择、他们说过的话、违背的承诺、对你身体上的伤害、对你造成的经济上的损失，或者任何让你在脑海中不断重现的、让你陷入过去的特定经历。还可以包括这次分手对你的心理、生理和精神健康造成的影响：陷入前任成瘾循环、伤害他人、失眠、对人性失去希望、抑郁、怀疑上帝——把这些都写下来，通过这些白纸黑字来看清你的伤口。

当你看到自己所写的内容时，想一想让这些伤口活跃在你的心智中会对你产生怎样的影响。如果你不原谅你的前任，继续对过去耿耿于怀，你会怎么样？如果你原谅了他们又会怎样？在了解了宽恕的利弊之后，主动选择原谅他们。你要明白，你的前任——还有任何伤害过你的人——和你一样，都只是普通人。他们有自己的伤口，有自己的伤痛，有他们在自己的人生里需要完成的心灵成长。宽恕并不是为他们的行为开脱，而是承认只要你主动选择，就能放下你所经历的痛苦。

让我们以莱拉的"宽恕"日志为例，看看应该如何开始：

我非常痛恨安东尼和我分手，而且他马上就开始和另一个女

孩约会，甚至可能在我们分手之前就开始了。他告诉我，我们会永远在一起，他爱我，希望我在他身边。事实证明，这不是真的。我想惩罚他，因为他让我相信我们会永远在一起，因为我在分手后感受到了巨大的伤害和失落。

如果我不原谅他，我的怨恨和悲伤将继续吞噬我的内心。他做了一些真正伤害我的事情。但是，如果我继续对这些事情耿耿于怀——即使我有充分的理由生气——那我又会怎样呢？我只会继续难过，沉浸在过去的痛苦中。

如果我原谅了他，我就选择了放下痛苦，这样我就可以在没有他的情况下创造新的生活。所以，我选择试着原谅他。事实上，我大概也伤害了他。他的成长经历也不容易，这影响了他在恋爱关系中的行为方式，就像我一样。我想他曾经爱过我，但他变了。这也没关系。如果他不想和我在一起，哪怕他说会和我在一起，我真的还会希望他和我在一起吗？显然我不会。所以，我想原谅他。我正在放下过去，我希望有一天他也能原谅我，原谅我对他造成的伤害。

死守对前任的怨恨和愤怒会伤害到你，因为它会让你一直处在过去痛苦的受害者状态。即使你有很好的理由继续怨恨和难过，但沉浸在这些情绪中只会伤害自己。除了你的前任，你可能还想要原谅其他伤害过你的人，比如你的父母、过去的恋人，甚至是你自己。继续练习原谅任何亏待过你的人，并记录在你的日志中，作为一种自我照护的干预措施。

向前迈进

当你感到悲痛并开始接受你和前任的关系已经结束的事实时，你可以先对自己扮演的角色负责，向那些一路走来你伤害过的人道歉并主动选择宽恕，以此来放下过去的痛苦。你对自己和他人的同情和怜悯越多越好，因为我们都经历过一些让我们心碎的事情。你无法避免生命中的痛苦和损失，它们是人生旅途中不可避免的一部分。相反，我们的目标是从每一次经历中汲取教训，并做出选择，在这一路上展现出更好的自己。

你现在所做的一切，都是为了解放精力去创造美好的未来。你的前任曾经占据的空间现在是一张白纸，等着你去书写。在下一章中，我们将明确并探讨你的价值观，即那些你认为对美好生活至关重要的基本原则。你可以利用这些价值观来做出选择，指引你的未来。

第 8 章

让价值观指导选择

＊我已经有 10 个月没有和前女友说话了。把这次分手看作是一个悲痛的过程，这帮我原谅了她和我自己对彼此的伤害，也帮我修补了与朋友和家人之间的关系。他们陪我一路走来，饱受煎熬，最后帮助我为自己的所作所为道歉。我这样做了之后，更容易地放下了我的伤痛，因为我发现她和我一样，都走在自己的人生旅途中。如果她不想要我了，那是她的选择。也许这对她来说是最好的选择！所以，我需要放她走，专注于治愈自己。

＊这次分手对我影响很深，但我正在积极努力向前看。现在最困难的是，我不知道自己到底想要什么。没有前男友，我的生活会是什么样子？他离开了，留下了一个缺口，我不知道该用什么来填补。我好像需要重新找回自己，但我不知道该怎么做。

＊离婚已经 3 年了，我终于走出了前任成瘾循环。我的朋友们鼓励我重新约会。我想我终于准备好再找一个生活伴侣了，但我似乎挑不到能和我建立健康关系的人。我现在明白了，我从小就存在一些有严重缺陷的基础核心信念，这些信念以非常不健康的

方式影响着我会被什么样的对象吸引。那么，我该如何挑选对的人呢？我很害怕，因为我再也不想经历这些了。

当你开始接受分手，那些把你拴在错误基础核心信念之海中的沉重情感之锚也随之解开。心痛曾一度吞噬了你，而现在，你有了创造一些新事物的空间。你将获得极大的自由。这部分的康复可能会让你非常兴奋，因为你的生活正在重新开启，为全新的机会和体验让路。但是，正如上面故事中这些前任成瘾者一样，如果你不确定自己真正想要的是什么，这种自由可能会让你望而生畏。

经历前任成瘾症分手后，大多数人都会一时迷茫。既然你和前任的关系已经结束，你可能要重新评估自己是谁，自己真正的立场是什么，以及是什么赋予了你生命的意义。作为人类，当我们相信自己在这个星球上有使命时，我们就会茁壮成长 [弗兰克尔（Frankl），1962]。这让我们早上有理由起床，能激励自己朝着大千世界上真正重要的方向前进。因此，在当下的过渡时期，探索自己的价值观并用它们来指导你的选择是非常有用的。当你这样做时，你会重建你的自尊，因为你的生活方式会与你认为有意义的生活方式相一致 [凯斯伯格（Kesberg）和凯勒（Keller），2018]。你对自己的感觉越好，就越乐于冒着风险进入下个旅程——结交新朋友、尝试不同的爱好，甚至重新约会——因为你会知道自己有内在的力量去应对任何事情。而这一切都要从探索什么对你最重要开始。

探索你的价值观

个人价值观指的是个人持有的稳定而基本的信念，它决定什么对美好而有意义的生活最重要 [奥伊斯曼（Oyserman），2015；施瓦茨，1992]。它们是你定义人性最美好的部分的原则——你想要效仿的东西和你钦佩的人——以及你认为的最令人反感和讨厌的特质 [克里斯特尔（Chrystal）、卡尔（Karl）和费希尔（Fischer），2019；凯斯伯格和凯勒，2018]。你的价值观引导着你的好恶，帮助你判断一个人是好或坏，以及你认为人们应该如何生活 [罗卡奇（Rokeach），1973；施瓦茨，1992]。

当你思考自己的价值观时，你会立即想到什么？也许你看重野心，钦佩那些勇于追求自己想要的东西，同时不被对失败的恐惧或自我怀疑所阻挡的人。也许你看重谦逊，欣赏那些即使在取得胜利后仍保持谦虚的人，而对那些自吹自擂或沽名钓誉的人不屑一顾。也许你重视毅力，对努力克服困难——比如战争或虐待的毁灭性影响——的人感到惊叹。也许你注重的是家庭关系，是尊重他人，是按照某种精神或宗教传统生活，表现出克制和自控而不是放纵，或者是为争取个人权利和自由而光荣地行动。

在童年时期，你就开始形成自己的价值观，因为你的家庭、文化、同龄人、朋友和早期的约会经历让你了解了你所处环境的社会规则。正如我们在第 6 章中所探讨的，你通过观察周围的环境并与之互动，了解到是什么特质使某个人成为你社群中重要和有价值的成员。长此以往，你将自己文化中的许多价值观视为与个人相关且普遍适用的真理（罗卡奇，1973；施瓦茨，1992）。尽管有一些人们普遍认可的基于美德的价值观是人类经验的核心——如诚实、自由和正义——但是你最关心的那些将成为你独特的价值观（奥伊斯曼，2015；施瓦茨，1992）。虽然这次分手无疑在某些方面改变了你，但你最珍视的价值观可能依然如故，因为它们在我们的一生中往往相对稳定（施瓦茨，1992）。

按照自己的价值观生活，是你创造人生意义和目标的方式之一 [波尼佐夫斯基（Ponizovskiy）等人，2019；施瓦茨，1992]。当你的行为反映出你认为最重要的东西时——不论其他人怎么想——你就会变得更加诚实可靠（凯斯伯格和凯勒，2018）。当你感到迷茫或敏感时，你有时会违背自己的价值观，或希望别人告诉你该如何生活。然而，你越是违背自己的道德标准，或越是按照别人说的会使你有价值的方式生活，你就会越失望，因为人生的意义不是生来就有的，也不是由别人决定的。你做出的选择应当反映出你真心重视的东西，从而赋予人生以意义（弗兰克尔，1962；雅洛姆，1980）。当你的价值观不能指导你的行动时，你就会开始怀疑自己的道德品质、诚实正直，甚至怀疑自己是否值得信任，因为你说的话没有任何实际意义（克里斯特尔、卡尔和费希尔，2019；凯斯伯格和凯勒，2018）。当你的言行不一致时，你会觉得自己是个活得不真实的骗子，这会让你感到无力和迷茫。

理想情况下，你的个人价值观会体现在生活的方方面面，包括你的亲密关系中。那么，让我们来探讨一下什么对你来说最重要。

练习：评估你的个人价值观

阅读下面与价值观相关的词表，找出最能引起你共鸣的词语——它们描述了你真正的立场，代表了你认为不应该违背的价值观。将它们圈出来或写到日志里。如果有你珍视的价值观不在列表中，也请记录在列表末尾或日志中。（查看更多价值观相关的词语，请随时在本书网站上下载《亲密关系中的个人价值观问卷》：http://www.newharbinger.com/50379。其中包括一个扩展词表。）答案没有对错之分，所以请认真考虑你认为什么对美好生活来说最重要。

成就	友谊	忠诚
承诺	自由	开放
沟通	诚实	平和
合作	独立	个人成长
公正	直觉	自尊
家庭	良善	隐私

理性	安全 / 安全感	_____
尊重	服务性	_____
可靠	精神性 / 信仰	_____
责任感	成功	_____
适应力	理解	_____

　　接下来，选出 5 个对你来说最重要的价值观，记在日志里。把你的清单放在手边，因为在本章稍后部分，我们将用它来指导你的选择。

　　当你重新发现并记住自己最珍视的价值观时，你就能做出反映这些价值观的选择（凯斯伯格和凯勒，2018；奥伊斯曼，2015）。这对你的心理健康至关重要，因为它能提升你的自尊和自我效能，即你对人生方向的掌控感。无论你在前进的道路上遇到什么障碍，当你做出符合自己道德准则的选择时，即使别人不认同，你也会感到更强大、更有力量（克里斯特尔、卡尔和费希尔，2019）。接下来让我们进一步探讨这一观点。

做出反映你价值观的选择

　　当你在没有前任的情况下进入人生的下一个阶段时，你会希望自己的价值观能够指导你的选择。这说起来很简单，但实际却非常棘手，因为价值观本身并不能描述或规定尊重它们的具体行为 [波尼佐夫斯基（Ponizovskiy）等人，2019；施瓦茨，1992]。例如，如果忠诚是你的核心价值观之一，那么你对忠诚或不忠诚行为的理解可能与你的朋友、家人或恋爱对象都不同。更复杂的是，反映你价值观的行为在你生活的不同领域可能会有所不同（奥伊斯曼，2015）。例如，做一个忠诚的朋友可能与做一个忠诚的恋爱对象或父母截然不同。因此，尽管在理想情况下你的价值观指导着你的所有选择和行动，但你的行为如何反映你的价值观可能是非常主观的，且要视具体情况而定（凯斯伯格和凯勒，2018；奥伊斯曼，2015）。

让我们举几个例子，看看行为如何反映出价值观：

- 如果个人成长是你最推崇的价值观之一，你可能会通过阅读关于自救的书籍、接受心理治疗和参加健康疗养活动，不断加深对自己的了解。你可能会看不起那些看起来肤浅或故步自封的人，因为你认为他们的行为违背了你的价值观。

- 如果你重视安全，那么你可能只想和经济上有保障、感情上有基础的人认真交往。你可能倾向选择可预测的对象，不喜欢随性约会，因为那感觉不安全。

- 如果成就是你的核心价值观之一，你可能会选择在一家你认为声誉良好的公司做全职工作，因为成功和人生地位对你来说很重要。相反，你可能会讨厌那些看起来懒惰或对努力工作、追求卓越缺乏内在动力的人。

- 如果你重视家庭，你可能会优先考虑与孩子、父母和配偶相处的时间，胜过与其他人的。你可能会看不起离婚的人，选择与难相处或不正常的亲戚保持关系，因为把他们从你的生活中剔除会扰乱你的道德观。

- 如果独立是你的核心价值观，你可能会因为不喜欢长期承诺而避免认真交往。如果某个人对你需求过多，你就会迅速离开。你甚至可能不想拥有自己的房子或家具，因为贷款和无法装进手提箱或背包的实物会让你感到窒息和被束缚。

- 如果你重视友谊，你可能会花大量时间培养与他人的关系。你乐于解决冲突、做朋友喜欢做的事——即便你并不喜欢，因为你想向别人展示友谊对你的重要性。

- 如果责任感是你的价值观，你就会正视自己的缺点，努力改正，并为自己的错误道歉。当有人把自己的行为归咎于他人，撒谎或缺乏个人责任感时，你可能很容易被激怒。当你的孩子不收拾房间或不按时做作业时，你会感到心烦，因为你认为这种行为是不负责任的——违反了责任感的价值观。

在上面的例子中，你是否看到了特定价值观与你为迎合这些价值观而做出的相应选择之间的联系？接下来，让我们来探索你生活中的这种联系。

练习：反思你基于价值观的选择

利用你在上一个练习中确定的 5 种最重要的价值观，想想在你今天的生活中每种价值观是如何体现的。记住，理想情况下，你的价值观会影响你在生活各个方面的选择和行为。因此，在你的日志中，描述一下每种价值观是如何影响你的亲密关系、子女养育、友谊发展、家庭互动、职业选择、学业追求、精神修行、社群参与或生活中的其他重要领域的。例如，如果良善是你的核心价值观之一，你是否在遇到任何情况时都努力做到了友善待人？你是否渴望以友善的方式与同事、家人、朋友、前任和自己沟通？当你表现得不友善时，你会道歉吗？你是否会因为心中闪过的不良善的念头违反了你的道德准则而将其转移？

接下来，我希望你在日志中描述一下你在恋爱期间如何违反了价值观，以及为何在你当下的生活中。正如我已经指出的，经历前任成瘾症分手往往会让我们做出与个人价值观不符的行为，最终让我们感到羞愧和后悔（克里斯特尔、卡尔和费希尔，2019）。以下是分手期间你可能违背自己价值观的一些方式：

- 如果你重视诚实：对前任及其他亲人撒谎，或试图操纵他们。

- 如果你重视尊重：给自己和他人贴上负面标签，或是当你不喜欢别人时，将他们视为没有内在价值的人。

- 如果你重视忠诚：出轨，与已婚或有固定对象的人发生性行为或开展浪漫关系。

- 如果你重视沟通：没有以尊重的方式坦诚地与前任分享你的想法和感受，或大喊大叫、无端指责、故意用语言伤害他人。

- 如果你重视直觉：感到事情不对时，不相信自己的直觉。

- 如果你重视精神性：失去与更高力量的联系，或者不按照神的指示去行事。

当你开始思考在恋爱和分手的过程中，你是如何违背了自己的价值观的，那么是时候采取行动了（波尼佐夫斯基等人，2019）。你想为自己的人生添加些什么，以体现你的价值观？有哪些不符合你价值观的事情，是你再也不会去做的？在你做出基于价值观的选择时，我不希望你只考虑那些"重大决定"，比如你做什么工作、住在哪里或是否要孩子。当然，这些都是非常重要的选择；希望你的价值观多少已经影响到了这些选择，因为它们极大地影响着你的人生！但是，对你影响最大的其实是你每天与自己的思想为伴而做出的成百上千个看似微不足道的选择。例如，如果你的核心价值观之一是同情，那么当你对前任有批判性的想法时，你跟自己说挣扎是可悲的时，或者当你的嫂子翻来覆去地向你诉说同一个悲惨故事，你因厌烦而向她翻白眼时，你就违反了这一原则。这些看似微不足道的行为也反映了你的价值观。如果它们与你声称的信仰背道而驰，也会伤到你的自尊和自重。

此外，我希望你意识到，你认为违反自己价值观的行为，别人可能不会这么看。比如，如果你重视尊重，你可能会苛责你的恋人，当他们做出了你认为不尊重你的行为——从持续晚归到漠视你的感受，再到与他人调情，不一而足。然而，你的对象可能不是故意不尊重你，甚至不同意你的观点也不认为自己的行为有问题！重要的是，你要能够将自己的价值观（这里指的是尊重）与你认为反映了这种价值观的行为区分开来，这样你才能更有效地与他人沟通。

最后，在恋爱和分手期间，你的前任很可能做了一些违背你价值观的事。如果这个练习让你想起了那些，请描述你认为你的前任违背了你的哪些价值观，以及如何违背的。然后，使用全然接纳或宽恕等 CBT 技能来练习，来解除你与过去痛苦的能量连接。提醒自己，你前任的行为只反映了他们的价值观和他们是谁，而不是你是谁；还有，你想要继续前进。此外，当你发现自己在某些方面违背了自己的价值观时，请停下来，在日志中记录下来，并进行自我照护干预，直到你能做出更健康的选择。

当你更有意识地将自己的价值观融入选择中时，你可能会想知道这会如何影响你将来的恋爱关系。你现在可能对约会非常谨慎，因为你不想再经历一次前任成瘾症分手。另外，当你开始约会、追求新的潜在伴侣，就意味着你正式承认和前任的关系已经结束了，你又让自己暴露在新恋情可能的影响之下了。所有这些都会让你感到害怕，所以我跟你担保的是，目前保持单身对你来说非常健康！在跳入约会的世界之前，你需要尽可能多的时间来疗伤，尽量不要因为感到压力而加快这一进程。

尽管如此，我们往往最能通过人际关系去了解自己——尤其是恋爱关系——因为与他人交往就像照镜子：你的反应总能告诉你一些关于你自己的事情。即使你暂时不会约会，规划如何将你的价值观融入浪漫生活，也会对你的未来有所帮助。因此，让我们来探讨一下如何做到这一点。

将价值观应用于浪漫爱情

你已经凭直觉知道爱是多种多样的（托博尔，2020）。你对恋爱对象的爱，与你对子女、父母、朋友、社会事业、你的国家或宠物的爱截然不同。事实上，新的研究表明，在恋爱关系中，至少有三种不同的爱会刺激大脑的不同区域：情欲、浪漫之爱和依恋（费希尔，2016；费希尔等人，2002）。了解它们可以帮助你在重新开始约会时做出基于价值观的选择。

恋爱关系常常始于情欲，而情欲其实就是性欲（费希尔，2016；费希尔等人，2002）。在约会时，我们大多数人都是先寻觅我们认为有性吸引力的人——一个在外表、气味、穿着和行为举止上都让我们觉得有诱惑力的人。这听起来可能有些肤浅，但除非一开始你就处于没有爱情基础的包办婚姻关系中（里甘、拉坎帕尔和安吉亚诺，2012），否则一般你都会和你觉得在身体上有吸引力的人约会。如果让你一点"性趣"都没有，那么你们很可能连第一次约会都过不了——甚至到不了第一次约会！所以，可以把情欲看作寻找性伴侣。它驱使你在社交场合——比如夜店、学校课堂，甚至杂货店——打量别人。如果你幸运的话，有人会吸引你的目光：一个眼神，或是化学反应，你在他们身上感到了吸引力。从生物学角度讲，情欲是身体鼓励你寻找伴侣并与之发生性关系的一种方式，这样你就会生儿育女，以确保我们这个物种的生存（费希尔，2016）。你的大脑会给你注入大量的幸福激素和神经递质，来奖励你寻找性伴侣（并与他们发生性关系）。

与你有欲望的人约会的问题在于，这跟你的价值观无关。情欲从生理和性两方面被植入进你的进化生存系统（费希尔等人，2002）。你几乎可以对任何你认为好看或有吸引力的人产生情欲——甚至是你并不了解、不喜欢、不想与之相处的人！你可以同时对很多人产生情欲，因为这与一个人的性格关系不大，而与他们的长相，或你和他们在一起时的感觉关系更大（费希尔，2016）。因此，尽管你的性欲驱使你被他人吸引，但对某人产生情欲并不一定会让他成为适合你的恋爱对象。

相反，浪漫之爱（费希尔，2004、2016）或坠入爱河，是一种压倒性的动力，让你想与让你感到惊奇的某个特定的人在一起。这种形式的爱是我们在本书中要探讨的核心，因为它是大部分爱情上瘾的基石。当你坠入爱河时，你会对你的爱人产生占有欲和过度关注，渴望得到他们的时间和关注，因为没人能像他们那样让你有感觉（厄普等人，2017）。就连我们用来描述浪漫爱情的措辞也暗含着它的力量：你会患上"相思病"，"一头栽入"爱情，因为你是如此"疯狂地爱着"你的爱人，爱"让你无法呼吸"。对某人的浪漫爱情能让他成为你内心世界的中心。然而，与情欲一样，浪漫之爱并不能确保你和你的恋爱对象拥有相似的价值观，因为它也是一种生物进化的动力，旨在鼓励你生育后代并与伴侣共同抚养，使后代能够存活下去（费希尔，2016）。如果你们的关系从情欲开始，发展到浪漫之爱——你因为性被某人吸引，并最终爱上了他——那么你可能会在某一时刻震惊地发现，你爱上了一个你并不喜欢的或没有共同语言的人！在长期关系中，这不太可能会有好结果。

最后，如果你们的关系持续了足够长的时间，你可能会对伴侣产生浪漫的依恋（费希尔，2016）。依恋并不像情欲或坠入爱河那样火热，但它是一种最深刻、最有意识的爱。依恋提供了舒适感、安全感，和一种以亲情为纽带的奉献（博比，2015；梅洛迪、米勒和米勒，2003）。依恋往往也反映了你对自己、伴侣以及成为夫妻的选择更坦诚的接受。依恋，并持续保持依恋——与另一个人生活在平行的道路上——需要奉献、承诺、关心、理解和努力。虽然依恋并不能确保你们的价值观一致，但你更愿意对一个在生活方式和生活意义上与你有相同信念的人保持依恋。

对于大多数希望长期关系美满的人来说，理想的关系状态是爱上一个在性方面被吸引并且拥有相似价值观的人。这在现实生活中很难实现，因为我们通常是因为情欲开始约会的，而欲望与约会对象的内在几乎毫无关系！如果你勾搭上了一个让你欲罢不能的人，然后坠入爱河，那么你现在就会被迫与一个可能与你的价值观、生活方式偏好或目标不一致的人建立紧密联系。因此，当你重新开始约会时，我鼓励你去寻找你喜欢的人，因为你们有着相同的价值观。如果你和与你对生活的意义有相同看法的人约会，并最终爱上了他们，你可能会钦佩、欣赏和尊重他们，因为你会欣赏他们的内在！此外，一开始因为外貌不符合你的偏好而让你没有情欲的新伴侣，如果你真的喜欢他们，并且你们拥有共同的价值观，随着交往时间增长，他们可能会变得更吸引你！即使最终没有发展成恋爱关系，你也会更享受这样的约会经历。所以，让我们准备好在未来的约会中运用你的价值观吧。

练习：准备好重新约会

想想你在前面确定好的个人价值观。你真心希望在伴侣身上看到哪些价值观？未来恋爱对象的哪些行为和生活方式的选择会反映这些价值观？举个例子，你可能喜欢并享受与这样的人约会：

- 拥有共同的兴趣和爱好，且反映了你的核心价值观。
- 持有相似的政治观点，并基于这些观点做选择。
- 对你热爱的事物（如艺术、音乐、旅行或宠物）充满热情，并愿意抽出日常时间去支持它们。
- 将时间奉献给你所关心的事业（如癌症研究、妇女权利或环境保护）。
- 有相似的社会关系网和生活目标。

接下来，想想是否存在一些致命点——任何与你的价值观相悖的特征或行为——让你不想与某人约会［约纳松（Jonason）等人，2015］。打个比方，你可能不想爱上这样的人：

- 已婚或已有固定对象。
- 大量吸烟或酗酒，或者完全不吸烟饮酒。
- 有与你相冲突的宗教或精神信仰。
- 有与你相冲突的政治派别或信念。
- 对子女和家庭有不同的期望。
- 想要建立与你希望的不同类型的关系（例如，长期的一夫一妻制关系、开放式关系或随意的关系）。
- 存在你非常不喜欢的个人特征（例如，你讨厌的说话或吃饭方式，太矮或太高）。
- 自理能力或个人卫生太差。

当你开始约会了，能够发现一些表明新的约会对象可能无法在情感上满足你或对你的健康不利的警示信号是很有用的。虽然关于如何处理亲密关系的话题太大，本书无法涵盖，但如果约会对象经常有以下行为，我会停下来，并重新评估他们：

- 不尊重人地表达愤怒，或施暴。
- 发出不一致或混杂的信号（例如，他们有时经常打电话给你，有时又不打电话给你；或者有时把你当作非常重要的人，但有时又很冷漠）。
- 惧怕承诺或与你保持距离（例如，他们对未来的计划不明确或含糊其辞，或不想把你介绍给他们的朋友和家人）。
- 贬低你的价值（例如，他们以半真半假的方式嘲笑你有多傻，或者将你的长相与他们认为极具吸引力的人进行负面比较）。

- 难以以尊重人的方式表达自己的观点（例如，他们不是分享自己的想法、感受和观点，而是谈论你有什么问题，或者你需要如何改变才能让他们感觉更好）。
- 和你玩游戏（例如，操纵你让你对他们感兴趣，假装没空来显得自己很重要，或者试图让你感到嫉妒或受伤）。
- 无缘无故怀疑你。
- 以被动攻击的方式进行沟通（例如，他们不直接表达自己的感受，而是从侧面暗示他们不喜欢你正在做的事情）。
- 试图控制你或占有欲太强。

任何人如果总是以这些方式对待自己的对象，那么在建立健康的亲密关系之前，他们自己也还需要努力。同样，如果你发现自己有这些行为，请停下来并考虑进行更深层次的工作，因为这些行为对你或你的任何关系都没有好处。（如果你想进一步了解这个话题，请参阅本书末尾的"推荐读物和资料"。）

当你重新开始约会时，我建议你缓一步进行性生活，因为性生活会让你的体内充满多巴胺，让你对前任的未了之情浮出水面，从而触发前任成瘾症状（博比，2015；费希尔，2016）。进行性行为——即使是与那些你认为自己永远不会爱上、不喜欢的人或没有共同价值观的人——会让你更有可能爱上他们。

向前迈进

当你明确了自己的价值观，并做出反映这些价值观的选择时，你会变得更加自信和可靠。这让你有能力去尝试新事物——结交新朋友、尝试不同的爱好，甚至重新约会——因为你会相信自己能够应对任何机遇和障碍。并不是你所有的选择都会成功；你可能尝试了一些新事物，却不喜欢它，这完全没有问题！我们接受的大部分教育都来自于经历，有时这些经历会让人感到遗憾！成长的关键不在于不犯错误，而在于不重复同样的错误！

在最后一章中，我们将回顾你所学到的知识，以及自开始阅读本书以来你所发生的变化。我们还将重新评估你的症状，并制订一个计划来保持成果，让你继续前进。

第9章

真实地向前迈进

＊我已经有一年没和我的前男友说过话了。虽然这次分手让我痛苦不堪，但我坦诚地说，这其实是因祸得福。失去前男友迫使我重新审视自己的整个人生。在人际关系中，我对自己有了更真实的认识——亲密关系对我来说难在哪里，为什么会难。我变得对他人更有同理心和同情心。我学会了原谅和放下愤怒。我做出了反映我的价值观的选择，并重新开始信任自己。我从没想过这次分手能带来什么好处，但它确实带来了。

＊10多年来，我没有去积极参与过前妻的生活，但我每天都在想她。我们离婚时，我并没有真正处理好这件事。为了分散我对痛苦的注意力，我过快地试图向前看。当我练习这些技能时，我的观点完全改变了，尽管面对的事实完全一样。我第一次对我们的关系心存感激，也对我们的分手心存感激。我终于看到了一个没有她在其中的积极的未来。多年来我第一次充满希望，这感觉非常好！

＊这次分手给我最大的礼物是，我知道了我一个人也没关系。

这是我爱过前男友，也失去了前男友后，才领悟到的强大力量。

你经历了一段不可思议的反思之旅。当你第一次打开这本书时，你可能真的非常痛苦。我们所有经历过爱情上瘾后分手的人，都知道那些让我们深陷痛苦无法自拔的症状。你完全沉浸在这样的痛苦中时，几乎无法从人生地图提供的更广阔的视角去审视你的爱与失去的故事。当你的症状的威力逐渐减弱时，这样做就变得容易多了。一点一点，一个事实变得清晰起来：你会意识到这只是你今生众多重要关系中的一段而已。

事实上，你已经不是遇到前任之前的那个你了。这并不是一件坏事！人生旅途中的经历会塑造你，帮助你学习，给你机会进化成一个更诚实、更可靠的自己（J. S. 贝克，2021；埃利斯和哈珀，1997）。分手后，你不会再回到与前任相遇前的生活。相反，你会把从这段经历中汲取的智慧融入自己的身份中。接受失去这段关系的事实，会让一个更有智慧的你崭露头角，激励你去探索什么对现在的你来说是真正重要的。当你用你的价值观来指导选择时，一个轻松的、蜕变的自我就会从这段经历的泥泞中走出来，开始你的下一段冒险。

在本章中，我们将反思你从分手中恢复以来所学到的知识，以及你的变化。在庆祝你付出努力和取得进展的同时，我们也会针对那些仍在困扰你的残留症状展开治疗，为你在恢复过程中可能遇到的反复做好计划。让我们从回顾你的学习和衡量你的进展开始。

反思你的旅程

现在你已经了解了很多关于爱瘾的知识，以及它如何影响了你的分手经历。从本书的第一部分开始，你了解到坠入爱河很像对毒品上瘾，而分手会给你带来一些痛苦的症状（费希尔、阿伦（Aron）和布朗（Brown），

2005；费希尔，2016；费希尔等人，2002；桑切斯和约翰，2019）。你也已经了解了爱情上瘾后分手的主要症状——强迫性和侵入性思维，强烈的渴望、情绪困扰和反应过度，以及有害的强迫和冲动性行为（科斯塔等人，2019；厄普等人，2017；费希尔，2016；皮尔和布罗德斯基，1975），并结合你的生活对它们进行了研究。你知道了这些症状是作为前任成瘾循环中的一环在发挥作用，其驱动力是你"利用"前任或与前任保持联系的欲望，因为与他们亲近会让你暂时感觉好些。然而，当联系结束，你的症状就会膨胀和升级，并一直折磨你，直到你再次联系。这种循环让你陷入一连串的痛苦症状，吞噬你的健康、自尊和享受生活的能力。

在评估了你的症状及其对你的健康造成的影响后，你开始采取行动，练习许多旨在帮助你干预前任成瘾循环本身的 CBT 技能（J. S. 贝克，2021；托林，2016）。你使用自我监督日志追踪自己的症状，了解它们在你生活中的作用。你尽量减少与前任的接触，以避免助长这种循环。你利用思维阻断和思维反刍来对抗不必要的、令人不快的强迫性思维。你忍住与前任联系的冲动，而不是屈服于自己的渴望。你试着从根本上接受你们的关系已经结束的事实，并且先思后行。你还学会了识别和管理你的触发因素——生活中会让你想起前任并使你症状加重的事情——同时设定健康的心理边界，增加你的社会支持，并寻找新的途径来满足你的身体、心理、情感和精神健康需求。在练习这些技能的过程中，你将它们作为自我照护的干预措施记录下来，以追踪你的努力在一段时间内对你有何帮助。

当你感觉自己的症状有所缓解和控制时，本书的第二部分带你深入探讨了你的思维和信念是如何驱使你对爱情上瘾的。你学会了识别和评估那些驱动你产生与前任亲近欲望的不实的、无益的预警思维，比如否认分手、将有害行为合理化、对自己的未来妄下结论（A. T. 贝克等人，1979；J. S. 贝克，2021；埃利斯和哈珀，1997）。你探索了自己可能对前任做出的一些错误结论，这些结论让你对前任念念不忘，比如相信他们是最好的，你需要他们才能完整，或者你可以让他们改变。你还了解了儿童期的艰难经历如何导致你对自己和他人形成了消极的核心信念，这可能在你成年后伤害到你的亲密关系（安斯沃思，1989；布雷瑟顿，1992）。更具体地说，任何儿童期让你感到不安全和不被爱的经历，都可能导致你在成年后很难信任和亲近恋爱对象（哈赞和谢弗，1987；莱文和赫勒，2012）。当你意识到这些错误的预警思维和信念时，你使用了"3Ds疗法"来挑战它们：你检测了自己的思维，对它们的准确性进行了辩论，并判别了其真伪，从而根据关于你和这次分手的基本真理，开创了一个更有益、更能提升自我的视角（埃利斯和哈珀，1997）。

在你学会了挑战自己的错误思维之后，本书的第三部分将重点放在帮助你开创人生的下一个美好篇章上。你将失去前任看作一个悲痛的过程，并探讨了接受它如何让你重新开始（屈布勒-罗斯，2014）。你从将自己视为分手的受害者转化成参与者。从这个框架出发，你审视了自己在维持受苦中扮演的角色，同时践行宽恕，放下过去的痛苦（恩赖特，2001）。你探索了自己的个人价值观——决定了你认为什么对有意义的生活最重要，并通过做出反映这些价值观的选择而强化了自尊（奥伊斯曼，2015；施瓦茨，1992）。随着你的自信心增强，尝试新事物变得不再那么可怕，因为你相信自己有能力应对生活中的任何挑战。你甚至可能决定尽快重新开始约会——或者也许你已经开始了。

回顾你所学到的大量知识和技能，我最真诚的希望就是你感觉好多了。你的症状减轻了，你的视角转变了，你正满怀信心地迈向人生的新篇章。这才是这项工作的真正目标——克服对前任上瘾的感觉，为自己开创真正想要的新生活。让我们花点时间，通过重新填写"前任成瘾症评估问卷"，看看你的努力给你带来了多大的改变。

练习：爱情上瘾后分手评估

像在第 1 章中所做的那样，仔细阅读"前任成瘾症评估问卷"中的每一项，并根据你上周的经历做出回答。根据下面的打分标准，尽可能真实地给每一个项目打分：

1= 完全不是我   2= 和我大部分不一样

3= 和我部分一样   4= 和我大部分一样

5= 完全就是我

侵入性和强迫性思维

——我几乎每时每刻都在想着前任。

——不经意间，我的脑海里会出现前任的身影，然后就一直想着他 / 她。

——我会在脑海中重温过去与前任的经历，或者预演我现在想对他说的话。

——我想停止对前任的思念，但却做不到。

渴望接触

——我迫切地希望与前任联系（例如：与他们交谈或见面）。

——我有强烈的冲动与前任联系，即使我知道这将造成负面影响（例如：变成吵架）。

——我几乎做不到不与前任联系或探寻有关他 / 她的消息。

——当我与前任失去联系时，我感觉很糟糕。

情绪困扰和相关反应

——分手导致我的情绪极其低落。

——分手后，我很难感受到幸福或快乐。

——分手后，我变得更加喜怒无常和情绪化。

——我在感情上放不下前任。

有害的强迫性和冲动性行为

——我主动尝试与前任联系，或做一些事情来感觉与前任重新变得亲近（例如：给前任打电话、发短信，或翻看旧照片）。

——我主动尝试绕过前任去了解他的近况（例如：通过社交媒体或共同的朋友）。

——我为了与前任重新变得亲近，而采取最终会伤害到自己的行为（例如：开车经过前任家，或与前任发生性关系）。

——我做出不健康的行为来分散自己对痛苦分手的注意力（例如：酗酒、吸烟或暴饮暴食）。

对生活的影响

——我无法正常地生活，因为无法忘怀前任（例如：在工作中表现不佳，或无法照顾好自己的身体）。

——因为分手，我失去了做曾经喜欢的事情的动力（例如：见朋友或投入爱好中）。

——因为分手，我的自尊心受到了打击。

——我无法放下前任，导致我的生活变得难以掌控。

完成后，将所有 20 个项目的得分相加，计算出你的分数，然后将该分数与你在第 1 章中第一次评估的分数进行比较。你的总分是否有所下降，你的症状有否好转？最初最让你感到不安的症状——你第一次打了 4 分或者 5 分的项目——是否有所改善？注意自第一次问卷调查以来你所取得的健康上的进步，并花点时间感谢自己的努力。你的进步值得称赞，因为你每天都在努力改变！如果你注意到一些挥之不去的症状仍在给你带来麻烦，这完全没有问题；给它们做个标记，因为我们将在本章后面的内容中解决这些问题。

另一种衡量你改变了多少的方法是，看看自从开始这段疗愈之旅以来，你的观点发生了怎样的转变（莱波雷和格林伯格，2002；普里莫、塞尔瓦蒂－塞伊布和埃纳森，2013）。你做的第一个练习就是写下你的情感故事，详细描述从你遇到前任到开始阅读本书期间发生的事情。现在是时候描述你从分手中恢复的过程了。

练习：讲述你的康复故事

在日志中，写下你的康复故事。从你开始阅读本书的那一天开始，或是从你主动尝试戒除成瘾症状的那一天开始，描述你到今天为止的心路历程。包括所有你觉得重要的经历——最困难或最简单的问题、你认为有益的技能、难忘的时刻、一路走来的重要感悟——但务必要描述你是如何随着时间发生改变的。为了帮助你开始，让我们回到第1章中玛利亚的故事。你可能还记得，玛利亚在和她一生挚爱的约翰结束关系后，一直在前任成瘾症分手中苦苦挣扎。玛利亚的康复故事是这样说的：

当我刚开始从分手中恢复时，我简直是一团糟。我第一次"前任成瘾症评估问卷"的分数非常高，并且患有所有爱情上瘾症的症状：我无法停止对约翰的思念，我渴望他，我如此迫切地想让他回到我身边，以至于经常违背自己的底线，只为了感觉更接近他。我的身心健康受到严重影响。我在情感上如此痛苦，以至于感到无比可悲和迷茫。

练习书中的 CBT 技能非常耗时费力，但它们确实帮助我改变了自己。我感觉自己每时每刻都在做自我监督记录，这让我觉得很累！但它们也向我清楚地表明了，要想感觉变好，我需要停止哪些模式。通过设定明确的心理边界来切断与约翰的联系、不再和他上床、扔掉家里让我想起他的东西，这些都非常重要。我还发现"3Ds 疗法"特别有益。当我回看自己的第一份日志时，我为自己的想法有多么错误而感到震惊。我把约翰塑造成了我心中的完美超人，这显然是不准确的！关于早期儿童期教育，我还在思考。我知道，我内化了一些关于性别和浪漫爱情的传统文化观念，这些观念对我来说并不受用。我想在今后的恋爱关系里更加自如，所以还在继续努力。我还没有重新开始约会，但已经很清楚我需要选择那些与我有相同价值观的人，而不是基于欲望去做选择！我希望能爱上一个和我一样关心家庭、忠诚和社群的人，所以我决心在生活中做出更多基于价值观的选择，包括在亲密关系中。

总的来说，我的症状改善得非常明显。我重新开始享受生活了！我花更多的时间和朋友在一起，重拾我的兴趣爱好，照顾好自己的身体，不再那么专注于约翰。我正在通过接受这本书中提到的真理来重建我的自尊，铭记我是有价值的，我值得被爱，约翰不想要我并不意味着没人想要我。我深爱着约翰，我发自内心地希望他幸福。如果他不能和我在一起，我们最好都向前看。也许我身上发生的最重要的变化是，我现在比刚开始治疗时坚强多了。我更了解自己是谁，在今后的关系中我要做什么、不要做什么，以及我想要什么样的对象。这真的是一份礼物，我会随时带在身边。

写完你的康复故事后，把你在第 1 章中写的情感故事拿出来

> 比较一下。读第一个故事的感觉如何？你现在对自己和前任的描
> 述有什么不同了？你发生了哪些改变？还有哪些没有改变？花点
> 时间感谢自己的成长以及从这段经历中学到的东西。

当你在看你的"前任成瘾症评估问卷"结果和康复故事时，但愿你能
看到你大部分症状——如果不是全部——都得到了有意义的改善。如果症
状确实改善了，请为自己鼓掌，因为你的努力正在得到回报。在前进的道
路上，你不会想失去已经取得的任何进展！因此，你要做好准备，抵御未
来可能再次出现或是没有如你所愿改善的症状。让我们在继续保持康复势
头的同时，也为应对复发做好准备。

保持成长，应对复发

毫无疑问，正如你所经历的那样，从前任成瘾症分手中走出来需要付
出巨大的努力。真正的进化需要巨大的决心和承诺；改变来自于更了解自
己的症状、评估是什么导致了这些症状，并每天采取行动与之斗争！你的
成长是你每天为了让自己痊愈而做出的成千上万个选择产生的复合效应的
结果。改变需要付出很多努力！所以，如果你担心会一直这么艰难，让我
向你保证，随着时间的推移，一切都会变得容易起来。康复的目标并不是
让你在余生每一天都使用这些技能，就像治疗的目标不是让你永远接受治
疗一样！我们的目标是让你了解自己的前任成瘾循环，并知道在症状出现
时如何使用 CBT 技能来消除它们，这样你就能掌控自我，保持身心健康，
将来帮助自己渡过难关。

你练习得越多，这些技能就越能成为你的第二天性；到了一定时候，
你就会不假思索地习惯性地使用它们。例如，在应用"3Ds 疗法"挑战错
误思维一段时间后，脑海里的预警思维甫一出现你就能发现它，并对其进

行重构，甚至不需要写下任何东西。同样，如果你擅长做思维阻断，当干扰性思维模式进入你的大脑，你就会自动停止思考。当你掌握了这些技能，它们就会融入你的处世之道，让你无须刻意去做什么，就能远离前任成瘾症状。到了某个时候——也许是今天，也许是明天，也许是一年以后——你可能就不需要经常使用这些技能了，因为对前任上瘾这个问题已经与你的生活无关了！

尽管如此，即便你勤奋地练习本书中的技能，可能还是会有一些挥之不去的症状，这些症状并不会如你希望的那样迅速消失。与任何成瘾行为一样，复发或回到旧有模式，从而再次启动前任成瘾循环是很常见的 [梅莱米斯（Melemis），2015；美国国立药物滥用研究所，2019]。任何时候都有可能复发，在遇到与前任相关的意外触发因素时尤其常见，比如偶遇他们，或听说他们要结婚了。当你遇到会刺激多巴胺分泌或引发兴奋感的情况，如开始恋爱或与新的约会对象发生性关系时，也很可能复发，即便这种情况看起来与你的前任无关（博比，2015；费希尔，2016）。因此，重要的是要考虑到未来可能会对你造成困难的情况——就像在第 3 章中探索触发因素时你所做的那样——并为它们做好计划，这样你就不会重新陷入前任成瘾循环。

以下是一些常见的可能会导致你的症状在未来复发的情况，包括：

- 与前任意外联系。
- 经历人生重大转折（如搬家、换工作或亲人去世）。
- 感觉特别紧张。
- 与新对象约会或产生感情。
- 跟新对象发生性关系。
- 因某些行为（如赌博）或成瘾剂（如酒精或大麻）而引发兴奋感。
- 得知前任要结婚或正在与他人认真交往。
- 听说前任现在非常幸福，过着更精彩的生活。

如果你发现自己被触发，并注意到症状再次出现，或者如果你仍在与挥之不去的症状作斗争，第一步就是重新使用你在本书中学到的 CBT 技能。始终从填写自我监督日志开始，因为这样能够最快了解导致症状的具体原因：触发症状的事件、驱动症状的预警自动化思维，以及使症状恶化的行为反应等。当你用日志去追踪自己的症状时，可以练习本书中的技能作为自我照护干预措施：切断联系、应用思维反刍和思维阻断、熬过渴望、练习全然接纳、先思后行、应用"3Ds 疗法"挑战错误的思维和信念、安排好每天的生活、练习自我照护、建立健康的心理边界以及学会宽恕。所有这些 CBT 技能的目的都是停下前任成瘾循环，因此请一直使用它们，直到你的症状开始减轻。如果感觉似乎没什么效果，不要害怕，多去尝试！CBT 治疗的目标是通过各种途径帮助你改变思维 – 感受 – 行为模式，从而改善你的心理健康（J. S. 贝克，2021）。因此，你可以尝试这些技能中的任何一种，或者试验新的技能。如果你感觉尝试的技能对你没有帮助或让你感觉更糟，那就换另一种自我照护的干预措施，直到你找到有益的那种。

你在本书中学到的技能其实只是那些旨在改善心理健康症状的 CBT 疗法中的冰山一角（J. S. 贝克，2021；托林，2016）。如果你在这次疗愈之旅中发现某个主题确实很有用或很重要，就更深入地研究一下。例如，你可能想要更多关于建立健康人际关系、培养自尊、了解成瘾、解读跨代学习模式或探索多元文化构成等的信息。以下是一些可以帮助你探索自己在恋爱关系中的行为的主题，包括：

- 依赖：探索对恋爱对象不健康的心理依赖。
- 早期儿童期教育和依恋模式：探索原生家庭的动态如何影响你自己和你成年后的人际关系。
- 健康的恋爱关系：学会与恋人建立有意义和正向的连接。
- 自尊和自我效能：更加坚信自己的价值和能影响自己生活的能力。
- 成瘾：探索成瘾倾向——前任、其他行为或药物——如何影响你。
- 精神或宗教发展：探索你对更高力量的信仰。

- 冥想和 / 或正念：不加评判地关注当下的想法和感受。
- 心理健康问题：尽力治疗其他心理问题，如抑郁、焦虑或冲动行为，这些问题会损害你的健康。
- 彻底的诚实与自我欺骗：学习如何对自己和他人坦诚相待。
- 人生意义：探索如何在生活中创造目标。

如果你有兴趣，我在本书后面附上了一些我最喜欢的资料。所有那些都非常值得你花时间去了解，因为放下前任只是一小步，了解自己并做出符合自己价值观的选择，才是更大的终身旅程。在你朝着创造人生下一个辉煌篇章迈进时，我将给你留下一些最后的思考，让你一路上继续致力于自己的成长和幸福。

最后的思考

虽然表面上这次疗愈之旅是为了放下你的前任，但在更深层次上是为了去了解和改变你自己。我们每个人都需要爱来生存。我们的生理结构决定了我们会因为性欲被他人吸引，形成有意义的浪漫连接，并与我们最爱的人结合在一起。你越能把每段关系都当作更深入了解自己的机会，包括这段关系，你就越能利用这些信息做出对你长期有益的选择。

事实上，放下前任意味着获得内心的平静，你可以坦然地面对他们，而不会感受到任何强烈的情绪波动。因为爱一个人的反义词不是恨他，而是完全脱离他，对他漠不关心。当你看着那些关于你们分手的赤裸裸的描述而毫无反应时，你就知道自己已经真正放下了（博比，2015）。因为当你坦然地面对与他们在一起时最妙不可言、最惨不忍睹、最激情澎湃的时刻而毫无感觉时，你就收回了自己的力量。那么，你的前任就不会再对你有任何影响或牵绊。更妙的是，最终你可能会怀着深深的感激之情回顾这段爱与失去的经历，因为它帮助你成长为今天的自己。

从空中俯瞰你的人生地图有助于放下前任，因为这个有利的角度会让你觉得这次分手不那么个人化。当你从分手的戏剧性细节中抽离出来——那些令你心痛的生动画面，你似乎仍然可以闻到、尝到、触摸到，就好像它们现在就在发生一样——你的人生地图就会出现一个更远距离的全景视角。从高处往下看，你可以看到自己从出生到现在的整个人生轨迹。你的地图是你父母的、祖父母的地图的延续，但又是各自独立的。随着你的成长，你的地图也逐渐展开。通过你的选择和生活环境，你的人生道路与朋友、同龄人以及最终与约会对象交织在一起——但又都在独立运作，因为他们每个人也有自己的人生旅程。

从最高的视角来看待你的生活，可以帮助你看到，你所遇到的每一个人都有自己的爱与失去的故事。每个人都有一张你不可能理解或看到全貌的人生地图。我们每个人都曾同他人有过曲折交集，与这些人的关系结束时我们会感到痛苦。然而，尽管我们有各自的地图，但我们也都是相互关联的。我们的每一个选择都会影响到其他许多人的生活。通常，我们会在不自觉中将自己人生旅途中损坏的行李递给我们最爱的人。你的父母也有自己的痛苦，他们可能以自己意识不到的方式将痛苦传递给了你。你的朋友、同龄人和约会对象的挣扎可能会以伤害你的方式表现出来。你的前任也不例外，他们也有自己的伤痛，也有自己的教训。虽然我们自己的内心斗争最显而易见，但我们遇到的每个人也都有自己的斗争。他们影响着我们，而我们也影响着他们，因为我们的人生之旅一路彼此相交。

因此，当你在亲密关系中向前迈进并不断了解自己时，要努力表现出人性中最美好的一面。去和你遇到的每个人共鸣，因为我们这一生，都在学习的路上。我们都会犯错，有时我们会在这个过程中伤害自己和他人。当你犯错时，你的目标是从中学到经验，知错就改，善始善终。要从这次分手经历中收获智慧，因为无论事情看起来多么糟糕，都有一些恩赐，利用这些智慧，以感恩和开放的心向前迈进。带着同情的心进入这个世界，即便别人对你不礼貌，也要尊重他们——不是因为他们值得被尊重，而是因为你要选择做最好的自己，即使别人不这么想。选择智慧和成长，而不是怨恨，即使你有充分的逻辑上的理由保持怨恨。当你准备好时，不要因为这次分手而放弃再次寻找爱情的能力。永远记住一个最基本的真理：无论有没有前任，你就是你，你是有价值的。

推荐读物和资料

以下是一些资料，你可能会发现它们对你的疗愈之旅有所帮助：

- 发展健康人际关系：

  Daring Greatly: How the Courage to Be Vulnerable Transforms the Way We Live, Love, Parent, and Lead, by Brené Brown (2012); *Mating in Captivity: Unlocking Erotic Intelligence*, by Esther Perel (2017)

- 依赖症：

  Codependent No More: How to Stop Controlling Others and Start Caring for Yourself, 2nd ed., by Melody Beattie (2022); *Facing Codependence: What It Is, Where It Comes From, and How It Sabotages Our Lives*, by Pia Mellody, Andrea Wells Miller, and J. Keith Miller (2003)

- 爱情上瘾症：

  Anatomy of Love: A Natural History of Mating, Marriage, and Why We Stray, by Helen Fisher (2016); *Exaholics: Breaking Your Addiction to an Ex Love*, by Lisa Marie Bobby (2015); or a group like CoDA (https://coda.org)

- 精神或宗教探索：

  There's a Spiritual Solution to Every Problem, by Wayne Dyer (2003); *Sacred Contracts: Awakening Your Divine Potential*, by Caroline Myss (2003)

- 早期儿童期教育和依恋模式：

  Attached: The New Science of Adult Attachment and How It Can Help You Find—and Keep—Love, by Amir Levine and Rachel Heller (2012)

- 建立自尊和自我效能感：

  Ten Days to Self-Esteem, by David Burns (1993); *The Feeling Good Handbook*, by David Burns (1999)

- 克服其他心理健康问题（如焦虑和抑郁）：

  The CBT Toolbox, 2nd ed., by Jeff Riggenback (2021); *The Negative Thoughts Workbook: CBT Skills to Overcome the Repetitive Worry, Shame, and Rumination That Drive Anxiety and Depression*, by David Clark (2020)

- 发掘人生意义和目标：

  Man's Search for Meaning: An Introduction to Logotherapy, by Viktor Frankl (1962)

- 践行宽恕：

  Forgiveness Is a Choice: A Step-by-Step Process for Resolving Anger and Restoring Hope, by Robert Enright (2001)

资料来源

1. Ainsworth, M. S. 1989. "Attachments Beyond Infancy." *American Psychologist* 44: 709 - 16.

2. Alcoholics Anonymous World Services, Inc. 2003. *Twelve Steps and Twelve Traditions*. New York: Alcoholics Anonymous World Services, Inc.

3. American Psychological Association. 2002. *Developing Adolescents: A Reference for Professionals*. Washington, DC: American Psychological Association. https://www .apa.org/pi/families/resources/develop.pdf.

4. Anda, R. F., V. J. Felitti, J. D. Bremner, J. D. Walker, C. Whitfield, B. D. Perry, S. R. Dube, and W. H. Giles. 2006. "The Enduring Effects of Abuse and Related Adverse Experiences in Childhood: A Convergence of Evidence from Neurobiology and Epidemiology." *European Archives of Psychiatry and Clinical Neuroscience* 256: 174 - 86.

5. Asensio, S., V. Hern á ndez–Rabaza, and J. V. Or ó n Semper. 2020. "What Is the 'Trigger' of Addiction?" *Frontiers of Behavioral Neuroscience* 14. https://doi.org/10.3389/fnbeh .2020.00054.

6. Ashe, M. L., M. G. Newman, and S. J. Wilson. 2015. "Delay Discounting and the Use of Mindful Attention Versus Distraction in the Treatment of Drug Addiction: A Conceptual Review." *Journal of Experimental Analysis of Behavior* 103: 234–48.

7. Bakhshani, N. M. 2014. "Impulsivity: A Predisposition Toward Risky Behaviors." *International Journal of High Risk Behaviors and Addiction* 3: e20428. https://doi .org/10.5812/ijhrba.20428.

8. Bandura, A. 1977. *Social Learning Theory*. Englewood Cliffs, NJ: Prentice-Hall.

9. Barutcu, K. F., and Y. C. Aydin. 2013. "The Scale for Emotional Reactions Following the Breakup." Procedia—*Social and Behavioral Sciences* 84: 786–90.

10. Baumeister, R. F., S. R. Wotman, and A. M. Stillwell. 1993. "Unrequited Love: On Heartbreak, Anger, Guilt, Scriptlessness, and Humiliation." Journal of Personality and Social Psychology 64: 377–94.

11. Beck, A. T. 1976. *Cognitive Therapy and the Emotional Disorders*. New York: International Universities Press.

12. Beck, A. T., A. J. Rush, B. F. Shaw, and G. Emery. 1979. *Cognitive Therapy of Depression*. New York: Guilford Press.

13. Beck, J. S. 2021. *Cognitive Behavior Therapy: Basics and Beyond*. 3rd ed. New York: Guilford Press.

14. Blum, K., A. L. C. Chen, J. Giordano, J. Borsten, T. J. H. Chen, M. Hauser, T. Simpatico, J. Femino, E. R. Braverman, and D. Barh. 2012. "The Addictive Brain: All Roads Lead to Dopamine." *Journal of Psychoactive Drugs* 44: 134–43.

15. Bobby, L. M. 2015. *Exaholics: Breaking Your Addiction to an Ex Love*. New York: Sterling.

16. Bowlby, J. 1971. *Attachment: Attachment and Loss*. New York: Penguin Books.

17. Bretherton, I. 1992. "The Origins of Attachment Theory: John Bowlby and Mary Ainsworth." *Developmental Psychology* 28: 759 – 75.

18. Chrystal, M., J. A. Karl, and R. Fischer. 2019. "The Complexities of 'Minding the Gap': Perceived Discrepancies Between Values and Behavior Affect Well-Being." *Frontiers in Psychology* 10. https://doi.org/10.3389/fpsyg.2019.00736.

19. Clark, D. A. 2020. *The Negative Thoughts Workbook: CBT Skills to Overcome the Repetitive Worry, Shame, and Rumination That Drive Anxiety and Depression*. Oakland, CA: New Harbinger.

20. Cloud, H., and J. S. Townsend. 2000. Boundaries in Dating: *How Healthy Choices Grow Healthy Relationships*. Grand Rapids, MI: Zondervan.

21. Cloud, H., and J. S. Townsend. 2017. *Boundaries: When to Say Yes, How to Say No to Take Control of Your Life*. Grand Rapids, MI: Zondervan.

22. Costa, S., N. Barberis, M. D. Griffiths, L. Benedetto, and M. Ingrassia. 2019. "The Love Addiction Inventory: Preliminary Findings of the Development Process and Psychometric Characteristics." *International Journal of Mental Health and Addiction* 19: 651 – 68.

23. Davis, M., E. R. Eshelman, and M. McKay. 1988. *The Relaxation and Stress Reduction Workbook*. 3rd ed. Oakland, CA: New Harbinger.

24. Earp, B. D., O. A. Wudarczyk, B. Foddy, and J. Savulescu. 2017. "Addicted to Love: What Is Love Addiction and When Should It Be Treated?" *Philosophy, Psychiatry, and Psychology* 24: 77 – 92.

25. Ellis, A., and R. A. Harper. 1997. *A Guide to Rational Living*. 3rd ed. Woodland Hills, CA: Melvin Powers Wilshire Book Company.

26. Enright, R. D. 2001. *Forgiveness Is a Choice: A Step-by-Step Process*

for Resolving Anger and Restoring Hope. Washington, DC: American Psychological Association.

27. Field, T. 2017. "Romantic Breakup Distress, Betrayal and Heartbreak: A Review." *International Journal of Behavioral Research and Psychology* 5: 217 – 25.

28. Field, T., M. Diego, M. Pelaez, O. Deeds, and J. Delgado. 2011. "Breakup Distress in University Students: A Review." *College Student Journal* 45: 461 – 80.

29. Filbey, F. M. 2019. *The Neuroscience of Addiction*. UK: Cambridge University Press.

30. Fisher, H. E. 2004. *Why We Love: The Nature and Chemistry of Romantic Love*. New York: Henry Holt.

31. Fisher, H. E. 2016. *Anatomy of Love: A Natural History of Mating, Marriage, and Why We Stray. Rev. and upd.* ed. New York: W. W. Norton.

32. Fisher, H. E., A. Aron, and L. L. Brown. 2005. "Romantic Love: An fMRI Study of a Neural Mechanism for Mate Choice." *Journal of Comparative Neurology* 493: 58 – 62.

33. Fisher, H. E., A. Aron, D. Mashek, H. Li, and L. L. Brown. 2002. "Defining the Brain Systems of Lust, Romantic Attraction, and Attachment." *Archives of Sexual Behavior* 31: 413 – 19.

34. Fisher, H. E., X. Xu, A. Aron, and L. L. Brown. 2016. "Intense, Passionate, Romantic Love: A Natural Addiction? How the Fields that Investigate Romance and Substance Abuse Can Inform Each Other." *Frontiers in Psychology* 7. http://doi.org/10.3389/fpsyg.2016.00687.

35. Fox, J., and R. S. Tokunaga. 2015. "Romantic Partner Monitoring After Breakups: Attachment, Dependence, Distress, and Post–Dissolution Online Surveillance via Social Networking Sites." *Cyberpsychology, Behavior, and*

Social Networking 18: 491‑98.

36. Francoeur, A., T. Lecomte, I. Daigneault, A. Brassard, V. Lecours, and C. Hache‑Labelle. 2020. "Social Cognition as Mediator of Romantic Breakup Adjustment in Young Adults Who Experienced Childhood Maltreatment." *Journal of Aggression, Maltreatment, and Trauma* 29: 1125‑42.

37. Frankl, V. 1962. *Man's Search for Meaning: An Introduction to Logotherapy*. Rev. and enl. ed. Boston: Beacon Press.

38. Freud, A. 1937. *The Ego and the Mechanisms of Defense*. London: Hogarth Press.

39. Freud, S. (1894) 2013. *The Neuro‑Psychoses of Defence*. N.p.: Read Books, Ltd.

40. Grant J. E., M. N. Potenza, A. Weinstein, and D. A. Gorelick. 2010. "Introduction to Behavioral Addictions." *American Journal of Drug and Alcohol Abuse* 36: 233‑41.

41. Halpern‑Meekin S., W. D. Manning, P. C. Giordano, and M. A. Longmore. 2013. "Relationship Churning in Emerging Adulthood: On/Off Relationships and Sex with an Ex." *Journal of Adolescent Research* 28: 166‑88.

42. Harandi, T. F., M. M. Taghinasab, and T. D. Nayeri. 2017. "The Correlation of Social Support with Mental Health: A Meta‑Analysis." *Electron Physician* 9: 5212‑22.

43. Harlow, H. F. 1958. "The Nature of Love." *American Psychologist* 13: 673‑85.

44. Hayes. S. C., K. D. Strosahl, and K. G. Wilson. 2012. *Acceptance and Commitment Therapy: The Process and Practice of Mindful Change*. 2nd ed. New York: Guilford Press.

45. Hazan, C., and P. R. Shafer. 1987. "Romantic Love Conceptualized as an Attachment Process." *Journal of Personality and Social Psychology* 52:

511 – 41.

46. Heshmati, R., M. Zemestani, and A. Vujanovic. 2021. "Associations of Childhood Maltreament and Attachment Styles with Romantic Breakup Grief Severity: The Role of Emotional Suppression." *Journal of Interpersonal Violence* 37. https://doi.org/10.1177%2F0886260521997438.

47. Hofmann, S. G., A. Asnaani, I. J. J. Vonk, A. T. Sawyer, and A. Fang. 2012. "The Efficacy of Cognitive Behavioral Therapy: A Review of Meta-Analyses." *Cognitive Therapy and Research* 36: 427 – 40.

48. Hughes, K., M. A. Bellis, K. A. Hardcastle, D. Sethi, A. Butchart, C. Mikton, L. Jones, and M. P. Dunne. 2017. "The Effect of Multiple Adverse Childhood Experiences on Health: A Systematic Review and Meta-Analysis." *Lancet Public Health* 2: e356 – 366. http://doi.org/10.1016/S2468-2667(17)30118-4.

49. Jonason, P. K., J. R. Garcia, G. D. Webster, N. P. Li, and H. E. Fisher. 2015. "Relationship Dealbreakers: Traits People Avoid in Potential Mates." *Personality and Social Psychology Bulletin* 41. https://doi.org/10.1177/0146167215609064.

50. Kail, R. V., and J. C. Cavanaugh. 2010. *Human Development: A Life-Span View*. 5th ed. Belmont, CA: Wadsworth Cengage Learning.

51. Kansky, J., and J. P. Allen. 2018. "Making Sense and Moving On: The Potential for Individual and Interpersonal Growth Following Emerging Adult Breakups." *Emerging Adulthood* 6: 172 – 90.

52. Kesberg, R., and J. Keller. 2018. "The Relation Between Human Values and Perceived Situation Characteristics in Everyday Life." *Frontiers in Psychology* 9. http://doi.org/10.3389/fpsyg.2018.01676.

53. Kim, H. S., D. C. Hodgins, B. Kim, and T. C. Wild. 2020. "Transdiagnostic or Disorder Specific? Indicators of Substance and Behavioral Addictions Nominated by People with Lived Experience." *Journal of Clinical Medicine* 9.

https://doi.org/10.3390/jcm9020334.

54. Kirouac, M., and K. Witkiewitz. 2017. "Identifying 'Hitting Bottom' Among Individuals with Alcohol Problems: Development and Evaluation of the Noteworthy Aspects of Drinking Important to Recovery (NADIR)." *Substance Use and Misuse* 52: 1602 – 15.

55. Koob, G. F., and N. D. Volkow. 2010. "Neurocircuitry of Addiction." *Neuropsychopharmacology* 35: 217 – 38.

56. Kwako, L. E., and G. F. Koob. 2017. "Neuroclinical Framework for the Role of Stress in Addiction." *Chronic Stress* 1. https://doi.org/10.1177/2470547017698140.

57. Kübler–Ross, E. 2014. *On Death and Dying: What the Dying Have to Teach Doctors, Nurses, Clergy, and Their Own Families*. 50th anniv. ed. New York: Scribner.

58. Lepore, S. J., and M. A. Greenberg. 2002. "Mending Broken Hearts: Effects of Expressive Writing on Mood, Cognitive Processing, Social Adjustment, and Health Following a Relationship Breakup." *Psychology and Health* 17: 547 – 60.

59. Levine, A., and R. S. F. Heller. 2012. *Attached: The New Science of Adult Attachment and How It Can Help You Find—and Keep—Love*. New York: TarcherPerigee.

60. Linehan, M. M. 2014. DBT Skills Training Manual. 2nd ed. New York: Guilford Press.

61. Luigjes, J., V. Lorenzetti, S. de Haan, G. J. Youssef, C. Murawski, Z. Sjoerds, W. van den Brink, D. Denys, L. F. Fontenelle, and M. Yücel. 2019. "Defining Compulsive Behavior." *Neuropsychological Review* 29: 4 – 13.

62. Marshall, T. C. 2012. "Facebook Surveillance of Former Romantic Partners: Associations with Postbreakup Recovery and Personal Growth."

Cyberpsychology, Behavior, and Social Networking 15: 521 – 26.

63. Marwood, L., T. Wise, A. M. Perkins, and A. J. Cleare. 2018. "Meta–Analyses of the Neural Mechanisms and Predictors of Response to Psychotherapy in Depression and Anxiety." *Neuroscience and Biobehavioral Reviews* 95: 61 – 72.

64. Melemis, S. M. 2015. "Relapse Prevention and the Five Rules of Recovery." *Yale Journal of Biological Medicine* 88: 325 – 32.

65. Mellody, P., A. W. Miller, and J. K. Miller. 2003. *Facing Love Addiction: Giving Yourself the Power to Change the Way You Love*. New York: HarperOne.

66. Miller, W. R., ed. 1999. *Integrating Spirituality into Treatment: Resources for Practitioners*.Washington, DC: American Psychological Association.

67. Myss, C. 2008. *Entering the Castle: Finding the Inner Path to God and Your Soul's Purpose*.New York: Free Press.

68. National Institute on Drug Abuse. 2019. *Genetics and Epigenetics of Addiction DrugFacts*.https://nida.nih.gov/publications/drugfacts/genetics–epigenetics–addiction.

69. National Institute on Drug Abuse. 2020. *Drugs, Brains, and Behavior : The Science of Addiction*. https://nida.nih.gov/sites/default/files/soa.pdf.

70. Norcross, J. C., P. M. Krebs, and J. O. Prochaska. 2011. "Stages of Change." *Journal of Clinical Psychology* 67: 143 – 54.

71. O'Sullivan, L. F., K. Hugest, F. Talbot, and R. Fuller. 2019. "Plenty of Fish in the Ocean: How do Traits Reflecting Resiliency Moderate Adjustment After Experiencing a Romantic Breakup in Emerging Adulthood?" *Journal of Youth and Adolescence* 48: 949 – 62.

72. Oyserman, D. 2015. "Psychology of Values." *In International Encyclopedia of the Social and Behavioral Sciences*, 2nd ed., vol. 25, edited by J. D. Wright.

Oxford: Elsevier.

73. Peele, S., and A. Brodsky. 1975. *Love and Addiction*. New York: Taplinger.

74. Perilloux, C., and D. M. Buss. 2008. "Breaking Up Romantic Relationships: Costs Experienced and Coping Strategies Deployed." *Evolutionary Psychology* 6: 164–81.

75. Ponizovskiy, V., L. Grigoryan, U. Kühnen, and K. Boehnke. 2019. "Social Construction of the Value–Behavior Relation." *Frontiers in Psychology* 10. https://doi.org/10.3389/fpsyg.2019.00934.

76. Primeau, J. E., H. L. Servaty–Seib, and D. Enersen. 2013. "Type of Writing Task and College Students' Meaning Making Following a Romantic Breakup." *Journal of College Counseling* 16: 32–48.

77. Regan, P. C., S. Lakhanpal, and C. Anguiano. 2012. "Relationship Outcomes in IndianAmerican Love–Based and Arranged Marriages." *Psychological Reports* 110: 915–24.

78. Reimer, J. E., and A. R. Estrada. 2021. "College Students' Grief over a Breakup." *Journal of Loss and Trauma* 26: 179–91.

79. Reynaud, M., L. Karila, L. Blecha, and A. Benyamina. 2010. "Is Love Passion an Addictive Disorder?" *American Journal of Drug and Alcohol Abuse* 35: 261–67.

80. Roberts, K. A. 2002. "Stalking Following the Breakup of Romantic Relationships: Characteristics of Stalking Former Partners." *Journal of Forensic Sciences* 47: 1070–77.

81. Rokeach, M. 1973. *The Nature of Human Values*. New York: Free Press.

82. Sanches, M., and V. P. John. 2019. "Treatment of Love Addiction: Current Status and Perspectives." *European Journal of Psychiatry* 33: 38–44.

83. Schwartz, S. H. 1992. "Universals in the Content and Structure of Values: Theoretical Advances and Empirical Tests in 20 Countries." *In Advances*

in Experimental Social Psychology, vol. 25, edited by M. P. Zanna. London: Academic Press.

84. Skinner, B. F. 1974. *About Behaviorism*. New York: Knopf.

85. Starcke, K., S. Antons, P. Trotzke, and M. Brand. 2018. "Cue-Reactivity in Behavioral Addiction: A Meta-Analysis and Methodological Considerations." *Journal of Behavioral Addictions* 7: 227 - 38.

86. Sue, D. W., and D. Sue. 2012. *Counseling the Culturally Diverse: Theory and Practice*.6th ed. Hoboken, NJ: John Wiley and Sons.

87. Sussman, S. 2010. "Love Addiction: Definition, Etiology, Treatment." *Sexual Addiction and Compulsivity* 17: 31 - 45.

88. Sussman, S., N. Lisha, and M. Griffiths. 2011. "Prevalence of the Addictions: A Problem of the Majority or the Minority?" *Evaluation and the Health Professions* 34: 3 - 56.

89. Tobore, T. O. 2020. "Towards a Comprehensive Theory of Love: The Quadruple Theory." *Frontiers in Psychology* 11. https://doi.org/10.3389/fpsyg.2020.00862.

90. Tolin, D. F. 2016. *Doing CBT: A Comprehensive Guide to Working with Behaviors, Thoughts, and Emotions*. New York: Guilford Press.

91. Uckelstam, C.-J., B. Philips, R. Holmqvist, and F. Falkenström. 2019. "Prediction of Treatment Outcome in Psychotherapy by Client Initial Symptom Distress Profiles." *Journal of Counseling Psychology* 66: 736 - 46.

92. Van der Watt, A. S. J., A. Roos, S. du Plessis, E. Bui, E. Lesch, and S. Seedat. 2021. "An Attachment Theory Approach to Reframing Romantic Relationship Breakups in University Students: A Narrative Review of Attachment, Neural Circuitry, and Posttraumatic Stress Symptoms." *Journal of Couple and Relationship Therapy* 21. https://doi.org/10.1080/15332691.2021.1908197.

93. Von Hammerstein, C., A. Cornil, S. Rothen, L. Romo, Y. Khazaal, A. Benyamina, J. Billieux, and A. Luquiens. 2020. "Psychometric Properties of the Transaddiction Craving Triggers Questionnaire in Alcohol Use Disorder." *International Journal of Methods in Psychiatric Research* 29: e1815. https://doi.org/10.1002/mpr.1815.

94. Warren, C. S., and L. M. Akoury. 2020. "Emphasizing the 'Cultural' in Sociocultural: A Systematic Review of Research on Thin-Ideal Internalization, Acculturation, and Eating Pathology in US Ethnic Minorities." *Psychology Research and Behavior Management* 13: 319 - 30.

95. Yalom, I. D. 1980. *Existential Psychotherapy*. New York: Basic Books.

96. Young, E. S., J. S. Klosko, and M. E. Weishaar. 2003. *Schema Therapy: A Practitioner's Guide*. New York: Guilford Press.

97. Young, E. S., J. A., Simpson, V. Griskevicius, C. O. Huelsnitz, and C. Fleck. 2019. "Childhood Attachment and Adult Personality: A Life History Perspective." *Self and Identity* 18: 22 - 38.

98. Zarate, D., M. Ball, C. Montag, M. Prokofieva, and V. Stavropoulos. 2022. "Unravelling the Web of Addictions: A Network Analysis Approach." *Addictive Behaviors Reports* 15:100406. https://doi.org/10.1016/j.abrep.2022.100406 .

关于案例的说明

　　本书包括许多故事和案例。虽然所有故事都反映了对前任上瘾的人们的共同经历，但我还是对其中的一些内容进行了编辑、修改或变更，以确保不会被识别出任何个人身份信息。任何与特定人物或事件的相似之处纯属巧合。

致谢

如果没有这么多人在我的个人生活和职业生涯中给予我难以置信的支持，我不可能写出这本书。致我的母亲凯伦·J.沃伦（Karen J. Warren）博士，她教会我批判性地思考。致我的丈夫卡尔（Cal）以及我们的孩子伊莎贝拉（Isabella）和凯恩（Kane），在我抽出时间来写作时，他们会为我加油鼓劲。致我在马卡莱斯特学院、得克萨斯农工大学、麦克林医院、哈佛医学院以及美国心理学会少数族裔奖学金项目的尊敬的导师们，他们协助我探索人类的经历。致我的学生和同事，他们的工作在不断拓展我们对心理健康的理解。致新预言家出版社的编辑们，感谢他们在我写作过程中对本书提出的宝贵意见。最后，也许是最重要的，致过去20年来让我走进他们内心世界的委托人，我由衷地感谢你们。